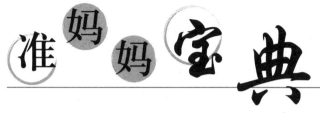

准妈妈宝典

主编　杨晓光　赵春媛

编委　（以姓氏笔画为序）

王铁钢　方　圆　龙　腾　白天亮

冯贵生　李致远　刘树根　江水源

沈　忱　张春生　武大军　林　路

银满月　程鸿业

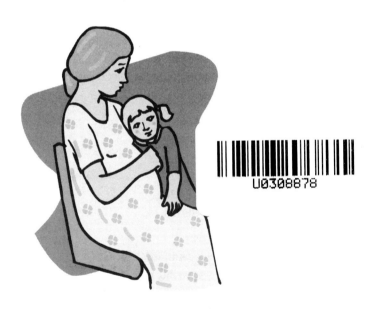

中国中医药出版社

·北　京·

图书在版编目（CIP）数据

准妈妈宝典/杨晓光，赵春媛主编 . —2 版 . —北京：中国中医药出版社，2018.9
ISBN 978 – 7 – 5132 – 4864 – 8

Ⅰ.①准… Ⅱ.①杨… ②赵… Ⅲ.①孕妇－妇幼保健－基本知识 Ⅳ.①R715.3

中国版本图书馆 CIP 数据核字（2018）第 065448 号

中国中医药出版社出版

北京市朝阳区北三环东路 28 号易亨大厦 16 层
邮政编码　100013
传真　010 – 64405750
保定市中画美凯印刷有限公司印刷
各地新华书店经销

开本 850 × 1168　1/32　印张 8　字数 187 千字
2018 年 9 月第 2 版　　2018 年 9 月第 1 次印刷
书号　ISBN 978 – 7 – 5132 – 4864 – 8

定价　29.80 元
网址　www.cptcm.com

社长热线　010 – 64405720
购书热线　010 – 89535836
维权打假　010 – 64405753

微信服务号　zgzyycbs
微商城网址　https：//kdt. im/LIdUGr
官方微博　http：//e. weibo. com/cptcm
天猫旗舰店网址　https：//zgzyycbs. tmall. com

前　　言

高尔基说:"没有母亲就没有英雄。"有了母亲,才有了人类的繁衍;有了母亲,才有了社会的进步与发展。虽然是"栽什么树苗结什么果,撒什么种子开什么花",虽然是"试管婴儿"已然诞生,但是,离开了母体的孕育和供养,生命的延续仍是不可想像的。母亲之于生命,就如同源头之于江河,根基之于枝叶,因此,关注母亲,就是关注人类的未来,而这一点,对准妈妈们而言,更是尤为重要。

正是基于这种考虑,我们为准妈妈量身编辑了本书,分为"孕妇的保健与禁忌""孕妇的饮食与运动""孕妇的就医与用药"三部分,从营养、保健、休息、运动、就医用药等方面提供一系列必须和必要的实用知识,旨在使每位准妈妈和即将诞生的宝宝身心健康,和泰安宁,让生命之树常青,让生命之花怒放。

编　者
2018 年 8 月于北京

目　录

孕妇的保健与禁忌

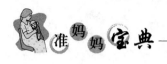

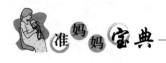

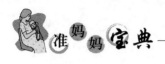

孕妇的饮食与运动

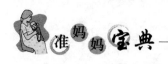

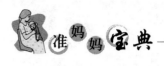

孕妇的就医与用药

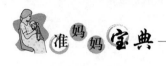

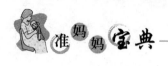

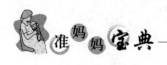

孕妇的保健与禁忌

怀孕的早期"信号"

新婚之后，夫妇俩都盼望着新生命的降临。那么，有哪些"信号"可以报告这个喜讯呢？

1. 停经

育龄期的健康妇女，一向月经准确，如有突然中断，则怀孕的可能性极大。中医学《内经》一书中说："何以知妊子之且生也？身有病而无邪脉也。"意思是说，怎样知道妇女怀孕呢？那就是闭经，而又没有异常的脉象。当然，患有某些疾病，或者因精神、环境、气候等因素的影响，也可以引起内分泌功能失调，突然发生闭经。对这种情况有一个比较简便的办法可以鉴别是否怀孕：用黄体酮20毫克，每日肌肉注射1次，连用3～5天，倘若用药后月经来潮，说明确是内分泌方面的问题，如停药7天后，依然没有月经，那就表明已是妊娠。

2. 消化道症状

妇女在怀孕早期，常有流口水、恶心、呕吐或便秘等症状。流口水是因为唾液腺活动旺盛，多者每天可流出500毫升左右的口水。恶心、呕吐常见于清晨空腹时，有时十分剧烈。这两种情况主要是由于怀孕后内分泌功能异常活跃，大脑皮质神经功能暂时性失调所造成的。至于便秘，在妊娠早期主要与内分泌改变有关，也有子宫增大压迫附近直肠的缘故；妊娠后期发生便秘，则

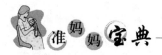

因子宫膨大使肠蠕动减慢引起。

3. 泌尿道症状

怀孕后几周，许多孕妇常有尿频现象，这是因为子宫逐渐增大，并向前倾倒，压迫膀胱引起的。随着妊娠月份增多，子宫向腹腔内扩大，对膀胱的压迫减轻，尿频症状渐即消失。

4. 神经与精神症状

怀孕后，有些孕妇出现头痛、牙痛、失眠、怕冷等神经症状，有的还出现烦躁、忧虑、焦急不安等精神变化。

5. 乳房的改变

怀孕后6周左右，两侧的乳房和乳头都会增大、发胀，并伴有刺痛感觉。乳头周围的颜色也会变深。

6. 基础体温变化

所谓基础体温就是在完全安静状态下测到的体温。一般是以清晨没起床时测量体温为准。未孕女子，排卵后，体温要增加 $0.3℃～0.5℃$，这种增高的现象持续不超过两周，以后又要下跌。如排卵后20天基础体温仍维持在增高的状态，不再出现上述周期性变化，又有停经现象者，很可能已怀孕。

以上列举的几种"信号"，孕妇可以自己觉察与测试。除此之外，还有另一些怀孕的早期"信号"，如阴道壁和子宫颈的黏膜颜色变成紫蓝色，子宫颈变得柔软，子宫摸上去有种饱满感，去医院做妊娠试验阳性等，这些都是医生检查所见。

青年妇女要记住这些"信号"，及早知道是否怀孕，以便在生活起居、营养、运动等方面引起必要的重视。

怀孕后母体有哪些变化

在怀孕期间，由于胎儿生长发育的需要，引起孕妇机体一系列的变化。在正常情况下，这时生理机能旺盛的表现，对身体有利。其主要变化如下：

1. 生殖系统

（1）子宫：怀孕期妇女的生殖器官变化以子宫最明显，妊娠后胚胎在子宫内生长发育，子宫体也随着逐渐增大。怀孕早期为球形；3个月（12周）时在耻骨上可以摸到，到妊娠足月时子宫体积约为35厘米×25厘米×22厘米，其容量由平时的5毫升可增加至3000~4000毫升，宫腔内能容纳胎儿、胎盘及羊水。而且子宫变得柔软，呈紫蓝色。

（2）子宫颈：子宫颈肥大，变软，呈紫蓝色。分泌物增加，颈管内充满黏液，堵塞子宫颈外口，成为黏液栓，对防止宫颈感染有一定作用。

（3）阴道：阴道变软，伸展性增加，呈紫蓝色。分泌物增多，呈乳白色。

（4）卵巢：卵巢增大，妊娠期不排卵。

（5）输卵管：输卵管由于血管增多，表面充血，黏膜有蜕膜样改变。

另外，乳房不属生殖器，但它的变化也很明显，孕妇常自觉乳房发胀，乳头增大，乳头周围的皮肤（称乳晕）颜色增深。手触摸时乳房中有硬结，于妊娠后期可挤出少量黄色液体，称初乳。

2. 内分泌系统

妊娠期间内分泌器官在结构上和功能上都有显著的变化。脑

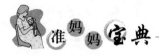

垂体前叶增大,比妊娠前大 2～3 倍,重量达 1 克。甲状腺也肥大,代谢增加。受精卵所形成的胎盘,也分泌大量激素(主要是绒毛膜促性腺激素)。

3. 循环系统

妊娠期母体由于还要负担胎儿血液循环量,所以孕妇总循环血容量要比非孕期增加 30%～50%,而且其中血浆增加 50% 左右,红细胞仅增加 30% 左右,因而造成孕妇的血液稀释,这种现象称为生理性贫血。产后 2～6 周逐渐恢复正常。生理性贫血的血红蛋白约 110 克/升,若血红蛋白低于 100 克/升为真正贫血。

妊娠期由于循环血量及新陈代谢的增加,使心脏负担加重,心脏跳动相应加快,妊娠足月时心率每分钟可增加 10～15 次,所以到妊娠晚期孕妇感心慌、气促。

4. 呼吸系统

随着妊娠子宫的增大,横膈逐渐上移,加上孕妇对氧气的需要量增加,所以孕妇的呼吸往往比平时要急促一些。

此外,孕妇的气管、鼻、咽等呼吸道黏膜常有充血、水肿现象,故孕妇容易发生上呼吸道感染。

5. 消化系统

妊娠后唾液分泌增多,怀孕早期常有恶心、呕吐、胃口不好及偏食等。3 个月以后,这些现象一般可以自行消失。另外由于妊娠胃酸分泌减少,胃肠蠕动减弱,故孕妇常有腹胀或便秘。

6. 泌尿系统

妊娠期由于母体的代谢产物增加,而且还要代替胎儿排出废物,所以孕妇肾脏的负担加重。又加上妊娠子宫常向右侧旋转,压迫右侧输尿管而引起尿液排出不畅,甚至引起肾盂肾炎。另外,妊娠早期由于子宫增大,可将膀胱推移,而出现小便次数增多的现象。随着妊娠月份的增加，子宫超出盆腔，尿频现象减轻，但在妊娠末期，由于胎儿压迫膀胱，小便次数又增加。

7. 皮肤

孕妇的皮肤常有色素沉着，尤以乳头周围、外阴、脐部周围及脐下正中线处更为明显，有些孕妇额部及面颊部可见褐色斑点，称为妊娠斑，产后会逐渐消退。

由于妊娠子宫的增大，孕妇腹部也随之膨胀，使局部皮肤的弹力纤维断裂，而出现裂纹，称为妊娠纹。新的妊娠纹呈紫色或淡红色，见于初产妇。旧的妊娠纹呈黄色，常见于经产妇。

8. 体重

整个妊娠期，母体在正常情况下增加 10～12 千克，但在妊娠后 5 个月增长较明显，可达 9 千克左右。妊娠晚期一般一周体重增长不能超过 1 千克。体重增长过快或过慢都是不正常的。

怀孕时的皮肤变化

被覆在人体外部的皮肤常常是内部各系统变化的"窗口"，在怀孕时，由于体内内分泌及代谢的影响，皮肤上常发生各种变化。有些是属于生理性改变，有些是怀孕引起的特殊皮肤病，还有一些是由于怀孕而影响了其他皮肤病的发生与发展。

1. 色素增加

据统计，大约有 90％ 的孕妇会发生不同程度的皮肤色素增加，通常是轻度的，泛发性的，但在乳晕、外阴部及腹部白线区，色素增加较明显。皮肤上原有的雀斑、色素痣以及新鲜的瘢痕组织等，在此期可变黑。色素增加除了与体内雌激素及黄体酮有关外，怀孕时体内促黑色素激素的水平增高可能也是引起的原

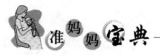

因，因此这些色素性的变化在分娩后常大部分消退。

2. 黄褐斑

也有人称它为"妊娠斑"，主要发生在面部，表现为黄褐色色素斑。大约有 70% 的孕妇可以发生，5%～34% 应用口服避孕药的非妊娠妇女也可有此表现。其实，黄褐斑的发生，除了上述原因外，某些外用化妆品、营养不良、某些疾病（如肝病、寄生虫病等）以及遗传、人种等因素都可引起。日光及紫外线的照射对此病的发生也很重要，尤其与此病的持续性有关。有黄褐斑的妇女并不一定都是怀孕的关系，因此称为"妊娠斑"是不合适的。怀孕发生的黄褐斑，大多数在分娩后减退。而由于口服避孕药发生的色素沉着较持久。治疗的方法可在夜间外搽 2% 氢醌或 0.05% 维 A 酸霜剂，白天用遮光剂，常可有效。用氢醌或维 A 酸霜时要注意色素的变化，切勿过量，否则会发生色素脱失。

3. 多毛

大多数孕妇可发生不同程度的多毛，以面部最为明显，手臂、小腿及背部也可发生。主要与内分泌因素有关。分娩 6 个月后恢复正常。怀孕时，头发生长活跃，头发比平时浓密，分娩后 1～5 个月内脱落较多，15 个月后转为正常。

4. 指（趾）甲变化

有的孕妇指（趾）甲上发生横沟、变脆或在指（趾）甲远端与甲床之间发生甲分离等。这些变化与妊娠的关系尚不清楚，当出现这些情况时，必须考虑有无其他因素的影响。

5. 小汗腺与皮脂腺的变化

怀孕时，除手掌外，其他部位的小汗腺活动性增加，故孕妇容易出现多汗、痱子以及湿疹等，这可能与怀孕时甲状腺功能增加有关。皮脂腺分泌活动性增加通常在怀孕 6～7 个月时，可见乳晕上的皮脂腺变大为隆起的褐色丘疹。

6. 萎缩纹

98%以上的孕妇在怀孕6~7个月时腹部出现淡红色或紫红色线状萎缩纹,有时也可发生在胸部或腹股沟部。这种萎缩纹的发生,看上去似因腹围增加等物理因子所致,实际上可能是肾上腺皮质活动性增加的结果。分娩后,萎缩纹渐渐变为苍白,直至不太明显。

7. 血管方面的变化

怀孕时也可发生一些血管方面的变化,如怀孕早期,外阴及阴道血管扩张,这常是诊断怀孕的一种体征;有的孕妇怀孕2~5个月时,可在眼及其他部位发生蜘蛛痣;还有些孕妇可出现掌红斑,通常在分娩后3个月内消失。

大约有一半的孕妇,眼皮、面庞及四肢可发生一种特殊的非凹陷性浮肿。此外,由于增大的子宫的压迫,约有40%的妇女可发生静脉曲张,最常见的是下肢大隐静脉、女阴静脉及痔静脉曲张。

血管运动功能不稳定,表现为皮肤苍白、面部发红、热与冷的感觉过敏、小腿皮肤出现大理石样斑纹以及在遇冷后皮肤发生暂时性的斑纹样颜色改变。怀孕后期还可发生皮肤划痕征和风疹块。

不少孕妇由于齿龈水肿和充血,出现边缘性齿龈炎。这类疾病常在原有牙周病的基础上发生。因此,孕期要注意口腔卫生。

以上发生的血管变化,大多数在分娩后自行消退。

正常的早孕反应是什么样

怀孕以后,由于胚胎、胎儿的发育,孕妇体内会产生一些生

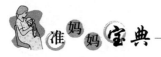

理变化，其中之一是早孕反应。

大约有半数的孕妇在停经6周左右，会出现早孕反应，表现为头晕、乏力、倦怠嗜睡、喜酸味、食欲不振、偏食、恶心、呕吐等。早孕反应有轻有重，表现不一。大多喜欢吃酸味食物，厌油腻荤腥，有的一闻腥味或其他特殊气味就会吐，有的一会儿喜欢吃这个，一会儿又喜欢吃那个，恶心呕吐一般是在清晨起床、空腹时发生，有的一天可反复多次。

早孕反应是正常的生理性妊娠反应，一般在妊娠12周（3个月）左右就会自然消失，不需要特殊治疗。孕妇不要精神过于紧张，不要因为担心胎儿的营养不足而过于勉强地大量进食。适当补充维生素也可以，每次口服维生素 B_6 10 毫克、维生素 B_1 10 毫克、维生素 C 1000 毫克，每天 3 次。

少数孕妇反应严重，表现为持续恶心，频繁呕吐，甚至吐出黏液泡沫，明显消瘦，皮肤、口腔黏膜干燥，眼球下陷等，这就不是一般的生理反应了，而是变成了病态，医学上称妊娠剧吐，会影响母胎健康，应到医院就诊。

孕期可预兆未来健康状况

多项研究发现，怀孕是女性生命中一个窗口期，能提示多种潜在疾病的发病风险，起到预测女性未来健康的作用。

医学研究人员认为，女性怀孕时，其身体承担了大量压力，如在短期内体重迅速增加等。在怀孕18周时，孕妇的心跳就增加到平时的两倍，孕妇身体各个系统均处在高负荷和高速运转状态。这时，机体内任何先天性的缺陷都会有所显现，表现为孕期并发症。这些疾病实际上是女性在衰老时出现疾病的一个先期提示。

《英国医学杂志》报告了孕期先兆子痫与分娩后心脏病发病风险之间的关系。先兆子痫是一种严重的孕期并发症，通常在怀孕 20 周后发作，发病率约为 10%，初产妇女、怀双胞胎的妇女以及有家族病史的妇女更易发病。发病时，孕妇血压突然升高，水肿加剧，出现头胀痛、眩晕、恶心、呕吐等症状。

研究表明，当孕妇在一次以上妊娠中患有先兆子痫，婴儿同时还是早产、体重偏低时，她们的血管硬度和血液黏稠度都偏高，其在 40 岁时患心脏病的风险是普通人的 10 倍。

人们总是认为男性患心脏病的风险较高，40 多岁的女性往往不会想到自己有心脏病，导致一些诊断时机的延误。因此，有先兆子痫病史的女性应当定期做血压和血液胆固醇水平检查，这些检查在四五十岁时尤为重要。

曾有研究表明，孕期先兆子痫和乳腺癌、胃癌、卵巢癌、肺癌、喉癌等癌症有一定关系。此外，怀孕时早晨严重的呕吐和胃溃疡也有关联。因此，女性怀孕时，应多注意自己身体的反应，听从医生的建议，对自己未来健康状况做到"心中有数"。

孕期数字与健康自测

孕期保健知识是非常繁杂的，但是要把它简化成一些数字，便可易于孕妇学习与记忆，这对于保障孕妇顺利分娩十分有益。它们是：

预产期计算方法：末次月经的月份加 9（或减 3），日期加 7。

妊娠反应时间：停经 1~3 个月间。

妊娠呕吐消失时间：停经 3 个月后。

初次产前检查时间：停经 3 个月内。

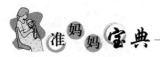

产前检查间隔时间：怀孕 5 个月内，每 1～2 个月 1 次。6～7 个月时，每月 1 次。8 个月以后，每 2 周 1 次，最后 1 个月，每周 1 次。

自觉胎动出现时间：妊娠 16～20 周。

胎动正常次数：每 12 小时 30～40 次。

胎心音正常次数：120～160 次/分。

妊娠中、晚期体重每周增加值：应少于 0.5 千克。

孕期体重增加值：10～12 千克。

过期妊娠超过预产期天数：14 天。

胎儿在母体内生长时间：280 天。

临产标志：每隔 5～6 分钟子宫收缩 1 次，每次持续 30 秒以上。

孕前孕期不宜减肥

妇产科专家提醒说，对于已经或者打算怀孕的女性来说，减肥是不适当的。

孕妇需要良好的身心环境。这个时期减肥，不仅易导致营养缺乏，还会导致孕妇的内分泌失调，对自身造成伤害，同时还会伤害到胚胎、胎儿，使胎儿失去正常的营养供给。在没有怀孕之前盲目减肥，还可能导致不孕症。

体内脂肪组织与性功能和生育能力有密切关系。缺乏脂肪吸收，会导致性紊乱。科学研究证明，女性因为有维持正常月经周期的脂肪最小量，从而具备生殖能力。对于成年女性，脂肪的过度减少会不知不觉地造成停止排卵。孕妇过度减肥，会造成体内性激素紊乱，可能是导致胎儿性发育畸形的因素之一。因此，为了孩子的健康，孕前孕期不要减肥。

孕期体重多少为宜

科研人员研究发现，若妇女在孕期体重增长不足，可使出生低体重儿的危险性增加75%，而出生体重不足2500克的低体重儿患多种疾病与夭亡的危险性则明显增加。然而孕妇体重超重，则又会增加生育巨大新生儿的几率而多致难产。

孕期体重应如何增长呢？如：身高1.65米，体重为54千克的妇女，在孕期可增重13～18千克；体重为61千克者，应增重11～16千克；若体重已超过71千克，则增重不应超过7～14千克。

孕妇每日增加300卡的热量，可使体重在每周内增加0.45千克；在怀孕的前20周内，体重增加3.2～4.5千克，则新生儿的体重不会低于2.5千克。

孕妇心理与妊娠分娩的关系

妊娠期间，女性不仅在生理上发生了很大变化，在精神和心理上也会发生一些变化，这同样需要认真对待。讲究心理卫生，对孕妇的健康、对妊娠过程、对胎儿生长发育等都是有益的。

妊娠期间，妇女的内分泌系统发生了改变，如孕激素大量增加，身体的负担增重，并有各种不适感。她们对异性的兴趣大减。妊娠早期除表现饮食障碍，如恶心、呕吐、偏食外，还会有情绪不稳，易于激动、烦躁、落泪等，甚至对丈夫有莫名其妙的厌烦感。这是不应为丈夫介意的，她应该得到更多的体谅和关怀。

大部分妇女会因自己怀孕而高兴，并为孩子的出世而积极准

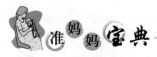

备。但也有不少妇女缺乏知识，而又颇多顾虑，加之道听途说的影响，过于忧郁而难以排解。这一方面会使孕妇变得特别"娇气"，产生各种不应有的不适症状；另一方面，还会造成较为严重的情绪障碍，这些心理状态显然是对妊娠有害的。

消极的情绪，至少可以引起下列的不良后果：

（1）妊娠剧吐：妊娠呕吐与孕激素、绒毛膜促性腺激素增多有关，但情绪沮丧、抑郁肯定会增重反应。

（2）流产：过分恐惧、忧愁会使胚胎发育不良而流产，或者由于焦虑而使子宫收缩，导致流产及早产。所以，保胎时且莫忘记心理疗法，心灰意懒本身就是流产的一个因素。

（3）难产：胎位异常、骨盆狭窄等当然是异常分娩的主要原因。但在头位难产中，孕妇心理状态起着重要作用。不良的精神状态可造成子宫收缩乏力，子宫收缩不协调，导致产程延长、滞产等，使难产率升高。此外，剖宫产率所以升高，其中的原因之一就是产妇过于紧张，惧怕产痛，这无疑会给自己带来另外一些损失。

虽然，孕妇保持坦然、豁达、愉快的情绪和健康的心理状态是不容易做到的，但却是应该做到的。

妊娠"三期"的注意事项

1. 怀孕早期（0～3个月）

（1）服用叶酸，预防胎儿神经管畸形。

（2）适当减少活动，预防流产。

（3）保证优质蛋白的摄入。

怀孕早期的3个月期间，胎儿主要发育的是神经系统和心血管系统、内分泌器官，到3个月末的时候，胎儿的甲状腺就已经开始吸收碘了。甲状腺素对人类的生长发育是非常重要的，关系到今后大脑的发育、智力的发育、骨骼的生长，所以在此期间孕妇一定要注意适当补充碘，最简单的就是食补，要适当地吃海产品，每周两次即可，海带、虾、鱼都可以。

另外，为了胎儿神经系统的发育，避免脑积水、神经管畸形的发生，孕妇应该补充叶酸。

2. 怀孕中期（4~6个月）

（1）营养均衡的饮食。

（2）避免体重增长过快。

（3）进行产前诊断。

在怀孕四五个月的时候，相对来说孕妇是比较舒适的一个阶段，这时候呕吐、尿频等症状都会逐渐消失，食欲也开始增加了。

3. 怀孕后期（7~10个月）

这个时期相对比较安全，但孕妇仍旧需要注意预防早产。28周以后，由于胎儿神经系统发育较完善，胎动会变得比较有规律，孕妇可以在早、中、晚各选1个小时，对胎动进行计数，随时观察胎儿的情况。

妊娠十月的身心调养

关于妊娠的身心调养中国古代就有论述，兹介绍如下：

1. 一月

"妊娠一月，应寝必安静处，无令恐畏，饮食精熟"。意即从怀孕后起，就应注意睡觉必在安静处，无嘈杂声打扰，更不能使孕妇恐怕生畏。饮食需富有营养，并且要煮熟煮透。

2. 二月

"妊娠二月，应居必静处，慎戒房事"。即孕妇的住处环境

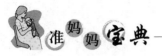

必须保持安静，禁忌或减少性生活。

3. 三月

"妊娠三月，应居必静坐，清虚和一，坐无邪席，立无偏倚，行无邪径，目无邪视，耳无邪听，口无邪言，心无邪念，无妄喜怒，无得思虑，如芬芳，恶秽臭，是谓外象而内感"。即要求孕妇静心养息，怡养性情，以安和气血。坐立行走要保持正确的姿势，始终保持精神愉快，不得有惊恐、忧思、郁怒等刺激。所谓"外象而内感"，则是说外界的事物对胎儿的发育有直接的影响。

4. 四月

"妊娠四月，应静形体，和心志，节饮食，洗浴远避寒暑"。即孕妇要尽量少劳动，动作要轻柔和缓，心平气和，并注意调节饮食，洗澡用水要避免受凉或过烫。

5. 五月

"妊娠五月，应卧必晏起，洗浣衣服，深其居处，厚其衣裳，朝吸天光，以避寒殃，无大饥，无大饱，无劳倦"。意为孕妇必须保持充足的睡眠，衣服要勤换勤洗，注意保暖，适当晒浴阳光，预防外界的寒邪侵袭，以免影响胎儿的发育和胎病的发生，不得过饱、过饥和过度疲劳。

6. 六月

"妊娠六月，应身欲微劳，无得静处，出游于野，调五味，食甘美，无大饱"。要求孕妇劳逸结合，适当从事一些轻体力劳动，并经常到室外走动走动，一则呼吸新鲜空气，二则使肢体舒展，气血流畅，有益胎儿发育，并注意调换口味，饮食宜清淡。

7. 七月

"妊娠七月，应劳身摇肢，无使定止，无大言，无号哭，无薄衣，无洗浴，无寒饮，居处必燥"。意即从事一定的体力劳动，进行适当的体育锻炼，以舒展百脉，避免声嘶力竭、忧伤号哭等刺激，谨防寒气侵袭，住处必须干燥。

8. 八月

"妊娠八月，应和心静息，无使气极，无食燥物，无辄失食，无忍大起"。即注意休息，不得劳累，不吃肥腻有火气的食物，并按时进食。

9. 九月

"妊娠九月，以饮醴食甘，缓带自持，而待之"。即这时要摄取充足的富有营养的食物，以保证胎儿的营养所需，衣服要宽松软舒适，衣带不宜束紧，并做好应产的准备。

10. 十月

"妊娠十月，五脏俱备，六腑齐通，关节人神皆备，但候时而生"。怀胎十月，瓜熟蒂落，胎儿已发育完全，准备分娩。

宁静恬淡——孕妇最佳心态

临床观察发现，当孕妇处于躁动不安或抑郁不快等负性情绪状态时，其胎动比平时多数倍甚至十数倍。若胎动长时间过频，可造成胎儿体力消耗过多，体重减轻，体质变弱。更重要的是孕妇负性情绪会影响胎儿的智力发育，从而影响其智商。

国内外的生理学家、心理学家都对此进行了潜心的研究，大量的实验证明母亲严重且较长时间的精神波动，能激起自主神经系统和内分泌系统的活动加剧，释放的乙酰胆碱类化学物质和肾上腺皮质激素可以通过胎盘到达胎儿体内，从而干扰胎儿的正常发育，造成胎儿智力发育缺陷。安定而舒畅的情绪有利于胎儿的智力发育。

因此，孕妇应保持心情舒畅，情绪稳定，不要从事刺激性的

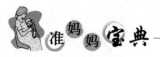

活动，如玩麻将及电子游戏机，看惊险影视，跳激情舞蹈等。要多从事美好的事情，诸如听轻松优美的乐曲，欣赏秀丽的风景，观看花卉和美术作品，读有益身心的文艺作品，从而陶冶性情，旷怡心神，保持一分宁静恬淡的心情，这样就有可能生一个健康聪明的宝宝。

孕妇要注意陶冶性情

孕妇要欣赏音乐，练习书法，描绘图画，观看演出，以陶冶精神，宣泄情感，促进身心健康。观赏的演出节目宜优雅欢快，不宜过喜过悲。随着音乐节奏，轻轻地抚摸、触压、叩击腹壁，以引起胎儿的条件反射，激发其活动积极性。

孕妇应阅读品位较高的文学作品，尤其是令人轻松愉快的童话、寓言、散文、诗歌和短篇小说。但应注意阅读时间不宜过长，阅读时不能感情冲动。把美好的理想寄托于胎儿，把所见所闻所想之美景凝思于胎儿，以期外感内应，心旷神怡，使气血和顺，胎孕调固。

此外，孕妇还可代替胎儿玩玩具，一边玩一边绘声绘色地讲各种玩具的形状、性能及玩法。

实施上述方法的前提是要求孕妇具有一定的审美能力，建立优美的环境、健康的审美情趣和崇高的审美理想。

孕期紧张影响后代大脑结构

研究人员发现，如果雌鼠在怀孕后期感到紧张，其后代脑部两块控制情感的区域间的神经联系将会减少，在脑部其他几个区域中神经细胞分支模式也与正常状态不同。

以控制记忆与情感的重要组成部分海马体为例，受影响的雄性后代神经分支要比正常状态多，而受影响的雌性后代神经分支却少于正常状态。但在另一区域——前额叶皮质中，受影响的雄性后代所拥有的神经分支要比正常状态少，而雌性后代则没有变化。

男孩比女孩更容易患儿童多动症，而女孩则更容易感到焦虑，恰巧这两种精神失调分别与脑部前额叶注意力系统和海马体有关。研究人员分析说，上述成果或许可以解释男性与女性为何在情感的敏感度以及精神失调等问题上存在差异。

孕期紧张影响孩子一生

通过认真观察尚在母腹中的胎儿的运动和心跳，科学家发现，如果母亲出现紧张或抑郁，那么胎儿出生后，很可能会出现行为障碍，比一般人更容易抑郁和焦虑。虽然母亲的不良情绪导致孩子产生行为障碍的几率很低，然而，越来越多的证据显示，母亲的紧张和抑郁产生的负面作用，会影响孩子的一生。

孕妇情绪不良　后代喜怒无常

美国医学专家最新研究发现，如果孕妇的压力荷尔蒙含量高，可能会生下喜怒无常和行为不良的孩子。这一结果是美国一所大学对 120 名婴儿和儿童进行跟踪调查，又对他们的母亲进行问卷调查后得出的。

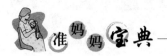

孕妇压力大　孩子易患糖尿病

瑞典研究人员发现，孕妇承受过产生严重精神压力的不幸事件以后，产下的孩子相对更容易罹患胰岛素依赖型糖尿病。专家的解释是，孕妇承受压力，她们的孩子或许也会承受压力，增加体内特定激素的生成量，进而对生成胰岛素的特定细胞产生抑制作用。

孕妇怎样减压

1. 好好照顾自己

定时饮食，休息充分，适当锻炼，不要喝酒、吸烟或吸毒。

2. 不要太在意压力

感觉有压力是很正常的，但分析一下引起压力的原因，采取一切可行措施，解决引起压力的问题。

3. 避免对压力产生消极反应

应付压力的不健康方法包括远离人群、通过睡眠来逃避问题、不吃饭或吃垃圾食物、酗酒、吸烟等。这些都是不可取的。

4. 安排自己的日程

安排自己的日程，让自己有时间去做放松的事情。锻炼、沉思、按摩、深呼吸甚至看书或者听轻松音乐等都可以让自己放松。

5. 寻求帮助

让自己被包围在爱和支持中。扩大支持你的朋友和家人的范围。坚持帮助家人做一些固定的家务活。

6. 定期进行有益身心的活动

定期进行有益身心的活动，身体内会释放出内啡呔和复合胺，提高身体应付压力的能力。对孕妇来说，这意味着肌肉放松，更有能力去应付身体的变化，提高分娩时的放松程度并减少痛苦。

7. 按摩

在按摩的时候，胎儿安静下来了，不再乱动了，使母亲的身体有了片刻的安宁。而且按摩还能缓解孕妇有压力和不舒服的部位，尤其是后背的下半部。

孕期常见的反常现象

1. 精力不能集中

在孕初期的 3 个月，痛苦和妊娠呕吐使孕妇心烦意乱，不能集中精力，并表现出健忘。孕妇这时所能想到的也只是腹中的孩子，有时甚至连工作或与医生约诊都觉得无关紧要。这时应建一个记事本或备忘录，将每天或近期应办的事情记下来，以弥补由于健忘而造成的疏忽。

2. 心境不佳

孕妇这时的表现症状类似于经前期综合征。乳房发胀并有触痛感，孕激素水平波动，总感觉心境欠佳，喜怒无常，甚至于想落泪，有时也会对丈夫无端地发一通火，或不可控制地、无任何理由地激惹同事，这种情绪烦躁现象可能会持续整个孕期。如果在孕前有经前期综合征，在孕期这种症状会更加明显。如还有睡眠不好、食欲减退或食欲亢进等症状时，应看医生。

3. 关节易损

孕妇体内分泌一种叫松弛素的荷尔蒙。这种物质能促使耻骨区和子宫颈为生产胎儿做准备。但是它同时还会使孕妇的韧带松弛，容易受伤。尤其是骨盆、下背及膝关节容易过度牵拉或扭

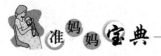

伤。所以，当孕妇活动时动作应缓，不宜急动。

4. 容易造成静脉曲张

孕妇荷尔蒙水平的增高，会使静脉中的血流量增加，因此，在腿部或性区多发生静脉曲张现象。当然，这种现象会随分娩而消失。

孕妇最容易犯的 20 个错误

大量资料表明，孕期及分娩时发生的种种异常（流产、早产、难产等），很大一部分是孕妇忽视自我保健造成的。从某种意义上说，是她们自己犯的"错误"，常见的有以下 20 种：

1. 可疑妊娠不及时去检查

不少孕妇在开始出现某些早孕反应时不以为然，既不及时告诉家里亲人，更不主动去医院检查。在确定妊娠时，已经过了引起畸胎和容易造成流产的危险时期，对母子健康极为不利，甚至导致严重后果。

2. 不按期进行产前检查

目前，尚有相当一部分（农村更多）孕妇出于羞怯或嫌麻烦等原因，不进行或不按期进行产前检查，这就不能及时发现妊娠并发症及胎位、胎儿异常，是造成难产的重要原因之一。

3. 多次、反复做人工流产

有些人因种种原因，反复多次进行人工流产。这种做法对身体伤害极大，不仅容易引起子宫内膜炎、子宫内膜异位症，还可能因人流操作失误引起子宫穿孔。同时反复人流很容易导致不孕症。

4. 孕期滥用药物

孕期尤其是早孕阶段，不经医嘱自己滥用药，特别是某些抗生素、激素、止痛药和镇静安眠药等，这是引起畸胎的重要因素。

5. 有病不用药

孕期不可滥用药，但并非是不用药，大多数药对胎儿还是安全的，所以孕期患病还是要在医生指导下正确用药，切不可"忌药讳医"。

6. 不注意防治风疹等病毒感染

风疹病毒、肝炎病毒、巨细胞病毒可严重损害胚胎组织，引起畸胎、流产。因此，孕妇不可忽视上述病毒感染，应积极预防，一经发现应立即就医。

7. 接触有害物质，多次做B超

孕期尤其是早孕阶段，是胎儿重要器官分化和形成的关键时期，应该注意避免和防止接触有毒有害物质，不要多次进行B超或X线检查，以免伤害胎儿。

8. 嗜烟酒

孕妇大量吸烟或酗酒，可致畸胎。因此，孕期应戒烟酒。

9. 对丈夫过度依赖或苛求丈夫

少数孕妇对妊娠认识不清，怕字当头，什么也不做，并苛求丈夫对自己百依百顺。这种过度依赖使孕妇活动量大减，心理上也处于消极、被动状态，容易导致身心脆弱，甚至成为难产的重要因素。

10. 完全禁欲，冷落丈夫

少数孕妇误以为整个孕期都不能进行性生活，对丈夫的性要求一律拒绝，久之势必损害夫妻感情。早孕阶段应节制性生活，妊娠晚期应禁止性生活。

11. 自我封闭，不出家门

有些孕妇自认为怀孕后出现蝴蝶斑或大腹便便，不愿意让别人看见自己这个形象；还有一些孕妇误解为到外面去活动多了会

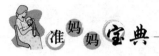

影响体内胎儿。这种做法不仅有害孕妇本人的身心健康，也会妨害胎儿，不利于优生。

12. 不当的节食

有些孕妇担心自己分娩后变胖，失去"形体美"，孕期不敢多吃，或不吃肉、蛋等营养品。这就不能满足胎儿迅速生长发育的需要，对胎儿后天也会造成难以弥补的损害。

13. 营养"过度"

有些孕妇片面地认为吃得越好，营养越丰富，对胎儿越有利，结果造成体重增加过快，引起"巨大胎儿"，不仅给分娩造成困难，也是产后发胖的原因之一。

14. 不节制性生活

妊娠早期及晚期不节制性生活，常是流产、早产、宫内感染的诱因。

15. 参加剧烈运动或干重活儿

少数孕妇在孕期仍参加剧烈的体育竞赛活动，或干挑、抬、提、扛等重活儿，这是很危险的，容易引起流产或早产。

16. 懒散

有些孕妇在孕期很少活动，生活散漫而无规律，这不仅对胎儿发育不利，还给正常分娩带来麻烦，使产程延长。

17. 不讲究精神卫生

不少孕妇好发脾气，生闷气，或精神焦虑、忧愁。殊不知恶劣的情绪不仅直接影响孕妇的饮食和睡眠，有碍健康，还会对胎儿造成有害的影响。

18. 忘记或记错了预产期

有些孕妇不注意记预产期，由于预产期不清，使产前准备工作受到影响，成为在外地或在旅途中分娩的主要原因，对母子健康十分不利。

19. 妊娠晚期远行

个别孕妇接近预产期，仍去外地旅行，这是相当危险的。各地都有在列车或轮船上分娩的报道。在这种毫无准备的情况下分娩，极易发生危险，一定要避免。

20. 自己做主要求剖宫产

许多孕妇害怕分娩时"遭罪"，或误信剖宫产的孩子聪明，本可以正常分娩的，却迫切要求剖宫产。这种做法弊多利少。因为与正常的自然分娩相比，剖宫产不仅孕妇要承担更大、更多的风险，而且对新生儿也不利，出生后的患病率增高。因此，孕妇不要自己要求剖宫产，对于那些不能自然分娩的孕妇，医生会选择剖宫产的。

孕妇的姿势保健

妇女在妊娠期间，保持正确的站立、行走、坐位、睡卧及取物的姿势，不仅能减少孕妇的疲劳，而且有利胎儿的生长发育。

1. 站姿

从事站立工作的孕妇，正确站姿是两腿平行，双脚稍微分开，把重心落在两脚之间。如站立时间长，应隔几分钟调换一下脚的位置。

2. 走姿

孕妇的昂首挺胸凸肚的姿势，极易使人疲劳，而孕后期隆起的肚子遮住视线，也易使行走发生意外。因此，孕妇行走要抬头，挺胸，下颌微低，后背直起，臀部绷紧。不可急走或用脚尖走。上下楼梯不宜弯腰或挺胸凸肚，看准踏实，走得要稳。

3. 坐姿

一般说来，孕妇要先坐在椅边，再慢慢往里靠，后背笔直地

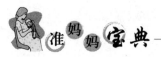

倚靠在椅背上，髋关节和膝关节成直角，大腿要保持水平状态。不可用力坐下，或长时间坐在沙发上。

4. 卧姿

孕妇在妊娠初期，宜取仰卧姿势，以利全身肌肉放松，消除疲劳。在妊娠中后期，宜取侧卧位休息和睡眠，以利腹壁松弛，血流通畅，不影响胎儿生长，并可防低血压综合征或高血压综合征，同时减轻临产时分娩阵痛。

5. 取物姿

孕妇拾取地面物品，宜先屈膝后落腰，蹲好后再拾取，起立宜缓慢，不宜弯腰拾取。

特殊形体孕妇的保健

1. 肥胖孕妇

肥胖孕妇是指体重超过标准体重 20% 的显著肥胖孕妇，而不是一般的偏胖或稍胖者。临床统计资料表明，这类孕妇的产科并发症明显增多。妊娠毒血症，分娩时宫缩无力和流血过多，孕期合并糖尿病、静脉炎、贫血、肾炎，以及巨大胎儿和围产期胎儿死亡率均比一般孕妇显著增高。因此，肥胖孕妇必须认真加强自我保健。

2. 瘦弱孕妇

瘦弱孕妇是指明显瘦弱的孕妇。这类孕妇发生贫血、低钙和营养不良的倾向明显增加，而对胎儿的危害更为严重，流产、早产、胎儿发育不良乃至畸形者，均多于正常孕妇。因此瘦弱孕妇自怀孕前就应该对自己的健康状况进行一次全面、系统的检查，如瘦弱由疾病引起，必须认真治疗，治愈后方可怀孕。

3. 矮小孕妇

矮小孕妇是指身高不足 150 厘米，身材明显矮小的孕妇。据调查，这类孕妇由于骨盆比较狭小，难产的发生率比一般孕妇要高。因此，矮小孕妇的保健重点是预防难产。首先，孕期增加营养不要过多，以免胎儿长得相对过大，增加难产的可能性。其次，应坚持适宜的锻炼，以增强腹肌和其他与分娩有关肌肉的力量。第三是加强产前检查，认真进行骨盆和胎儿大小的测量，判断胎儿能否顺利娩出，如需剖宫产或其他助产方法，应提前 1 周左右入院待产。

孕妇如何安度炎夏

1. 衣服凉爽宽大

孕妇最好选择真丝或棉织的衣料做贴身的衣裤，这类衣服轻软舒适，透湿吸汗，散发体温。衣着宜宽松，胸罩和腰带不宜束缚过紧，以免引发乳腺增生和影响胎儿的发育。

2. 饮食新鲜多样

为了保证母体和胎儿的营养，孕妇在夏天要注意保持食欲，多吃新鲜蔬菜，如黄瓜、西红柿、扁豆、冬瓜等；多吃新鲜豆制品，常吃鸡肉丝、猪肉丝、蛋花、紫菜、香菇做成的汤；同时经常变换菜肴花样，既能增进食欲，又能满足需要的营养。

3. 乳房的护理

洗澡时应注意用温水冲洗乳房，但不要过度揉搓乳房，以免引起宫缩。孕妇乳房充血丰满，需要乳罩支托，应配戴合适的乳罩，不能束得过紧，不宜选用化纤品制作的乳罩，因为纤维丝容易堵塞乳腺孔，致使产后少奶。

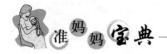

4. 会阴的清洁

保证会阴的清洁是防止宫内感染的关键。一定要每天清洁会阴，但要注意最好用清水洗外阴，少用或不用那些外阴的洗剂，避免坐浴。不要冲洗阴道，否则会影响阴道的正常酸碱环境而引起阴道感染，甚至引起宫内感染。

5. 经常用温水擦洗

孕妇皮肤的汗腺分泌增多，毛孔扩张，出汗较多，应该经常用温水擦洗，以保持皮肤清洁，预防痱子或皮肤疖子。如用冷水洗浴，皮肤污垢不易清除，且孕妇受凉容易感冒，如用热水泡浴，高温会伤害胎儿正在发育的中枢神经系统，造成胎儿畸形。

6. 莫要过于贪凉

孕妇从高温中走入冷气较足的房间，不宜呆得过久，防止腹部受凉；乘凉时最好不要坐于风口，不能露天睡觉，也不能睡在水泥地的草席上；使用风扇时不要直吹，风速宜和缓，或将电扇设置为摇头。此外，孕妇不宜多食冷饮，以免寒伤肠胃，影响胎儿。

7. 调节室温，保证睡眠

室温以26℃~28℃为宜，空调室内温度不要太低，使用空调时间不宜太长，要注意通风换气，保持室内空气新鲜、流通。要保证充足的睡眠时间，由于夏天昼长夜短，天气闷热，往往夜间睡眠不足，因此要保证1~2小时的午睡，睡眠时要盖上被单或毛巾被。

8. 心情愉快舒畅

俗话说："心静自然凉"。天热心情烦躁不安，会更觉热不可耐，这种情绪也会干扰子宫内胎儿的生长。相反，孕妇在炎热的季节中注意情绪的安静愉快，则心胸宽畅，能缓和酷热的不良刺激，有利于胎儿生长环境的安定平稳，也有利于胎儿神经系统的正常发育。

孕妇最需冬阳沐浴

1. 预防骨质疏松

常晒冬阳可降低孕妇骨质疏松症的风险，减少佝偻病儿的发生率。孕妇在妊娠期间为了保证胎儿骨骼和牙胚的正常发育，必须增加钙的摄入，而钙的摄入要借助人体血液中的维生素 D。天然的维生素 D 只有在紫外线照射后才能被人体吸收入血液中，如果不接受阳光照射，维生素 D 就会缺乏，钙、磷从肠道吸收减少，血液中钙、磷下降。对孕妇来说，体内维生素 D 缺乏会导致将来出生的宝宝患先天性佝偻病。

2. 增强免疫力

常晒冬阳还可以增强孕妇的抵抗力，预防各种感染。因为阳光中的紫外线有杀灭病原微生物的作用，还可增加钙的吸收。而钙除了能增强骨骼和肌肉的强度，改善心肺功能外，还能增强气管、支气管的纤毛运动，有利于呼吸道炎症的消除。在增强机体免疫力方面，钙是血清调理素的刺激物，能诱导并增强巨噬细胞对病原菌的吞噬作用，对入侵到机体内的病原微生物有杀灭作用。

3. 预防抑郁症

常晒冬阳还有利于防止孕妇情绪波动，预防冬季抑郁症的发生。在孕期，由于受妊娠的影响以及对宝宝健康状况的担忧，孕妇最容易出现情绪波动或情感障碍，冬季也是季节性情感障碍——冬季抑郁症的高发期。而预防冬季抑郁症的最好办法就是在日照少的冬季晒晒太阳。

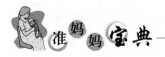

多晒太阳有助胎儿健康

有关研究指出，孕妇应该多到外面晒晒太阳，这样有助于保护孩子免受糖尿病的困扰。在阳光的照射下，身体会产生维生素D，可以降低孩子患各种疾病的风险，比如糖尿病和甲状腺疾病。

众所周知，缺乏维生素会导致骨头松软、佝偻、驼背等。近期研究还表明，缺乏维生素D的人群免疫能力较差，受到感染后，机体恢复所需的周期也会比较长。新的研究发现，维生素缺乏与身体免疫系统紊乱有关系，比如糖尿病和甲状腺疾病，罪魁祸首就是机体维生素不足。

比利时鲁汶大学的博士马修说："大量事实证明，维生素D的缺乏与免疫能力低下有关，这会降低机体恢复能力，更可能诱发身体免疫性疾病。孕妇们很有可能缺少维生素D，所以她们是身体免疫性疾病的高发人群。要确保孕妇和她们的孩子能获得足够的维生素D，适当晒晒太阳也很有作用。但过度晒太阳则对身体不利，还可能导致皮肤癌。"

孕妇的冬季保健

1. 保持良好的心态

寒冷刺激可引起脑血管收缩，导致大脑供血不足，体内酚胺类物质分泌增多，该物质通过胎盘进入胎儿体内，能够影响胎儿生长发育，造成胎儿畸形，导致先天性心脏病儿、无脑儿、唇裂儿的出生。因此，孕妇冬天应注意保暖，还应心情舒畅，胸襟豁达，保持良好的精神状态。

2. 注意衣着起居

冬季气温低、温差大，呼吸道抵抗力低，极易患风疹、流感、水痘等疾病。流感不但会伤害胎儿正在发育着的中枢神经系统，严重的还会造成流产、死亡、畸形等。

3. 认真对待药物

患了流感以后吃药也是个大问题，如果服用阿司匹林、非那西汀药物治疗感冒，有可能引起胎儿神经系统、骨骼、肾脏等发生畸形。在怀孕晚期服用，还可使新生儿及胎儿发生头部血肿、紫斑或便血。如果不服药，则会延长病情，甚至合并其他疾病。因此，应做好自身保健，以不患病为好，服药必须遵医嘱。

4. 防患于未然

主要做法是注意衣着温暖，室温力求稳定，当寒潮袭来时，外出时更应预防着凉受寒。孕妇所在地区如果流行病毒疾病时，不要随意外出，更不能到影剧院、商场等人多的公共场所去。当家中或单位有人患上述疾病时，孕妇应注意避免和患者接触，严防被传染。还要注意室内经常开窗通风，保持空气新鲜。

5. 注意饮食营养

医学研究表明，我国每年出生的无脑儿和脊椎裂儿，多为冬季妊娠的孕妇所生，究其原因主要与营养不足有关。所以，冬季孕妇要加强营养，饮食要多样化、系统化，不可偏食，尤其要食用绿叶蔬菜、水果，以补充胎儿所需的叶酸等营养物质。

6. 出行需小心

冬季气温低，地上往往结冰路滑，孕妇身体笨拙，行动不便，极易摔倒和扭伤。所以风雪结冰季节，孕妇尽量不要外出。如果外出，在走路或乘车时应避开地上有雪水的地方，严防发生意外。

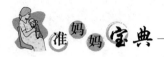

孕期如何调控居室温度湿度

孕妇生活在温度和湿度都适宜的居室中，不仅感觉舒适，也有益于孕妇及胎儿健康。

1. 温度

最好控制在 20℃ ~ 22℃。孕期新陈代谢旺盛，温度过高（25℃以上），易使人感到精神不振，头昏脑涨，周身不适。如温度太低（10℃以下），也会影响孕妇的生活，有的孕妇可能精神抑郁，懒于活动，这不利于胎儿生长发育。调节室温的方法有：夏季可多开窗，适当使用电风扇和空调，但风扇不宜对人直吹，空调温度也不要设置太低，以免引起感冒等疾病。即使在冬季，在防低温的前提下，也莫忘常定时开窗使空气流通。清新空气可使人少患病，孕妇和胎儿呼吸到更多的氧气，对健康非常有益。

2. 湿度

孕妇居室最适宜的空气湿度为 50% 左右，若相对湿度太低，会使孕妇口干舌燥、喉痛、流鼻血或便秘等。湿度太高则室内潮湿，衣服易发潮，可引起肢体关节酸痛、浮肿，有时会出现消化功能失调，食欲下降等。调节湿度方法有：如湿度太低，可在火炉上放壶水，室内摆盆水，或不时在地上喷洒点水；若湿度太高时，可打开门窗，通风换气以散发潮湿气体，并移去室内潮湿的东西及沸腾的开水。当气温低湿度高时（如冬季），也可以提高室温以助散发湿气。

孕妇腹部别太求暖

很多孕妇都特别注意腹部的保暖，为避免受寒会在肚子上捂个热水袋。但专家指出，孕妇尤其是怀孕 3 个月以内的孕妇，腹部不能过热，最好是保持常温。

科学研究和临床实践已经证实，胎儿在前 3 个月对高温极为敏感，高温甚至有可能造成胎儿发育畸形或者流产。需要指出的是，高温并不见得对所有的胎儿都会有不良影响，但能造成不良影响的确实占有一定的比例。专家提醒，处于孕期的女性应该特别注意，不能用过热的水洗澡，最好使用温水。

孕妇要学会休息

休息是孕期保健的重要内容，孕妇必须学会休息。这是因为休息好对孕妇比一般人更为重要。那么，孕妇怎样才能休息好呢？归纳起来，重点应抓住以下几个方面：

1. 多

孕妇要比怀孕之前多休息。这是因为妇女怀孕后，生殖系统发生明显变化，子宫长度由原来的 7.5 厘米左右逐渐增大到 35 厘米左右；重量由 60 克增至 1100 克左右；宫内的胎儿从小到大，一直长到分娩前的 3000 克左右供应子宫的血液也由 50 毫升增至分娩前的 500 ~ 700 毫升。生殖系统的巨大变化，使孕妇的循环、消化、泌尿等各系统重要器官的负担明显加重。这样一来，孕妇就比一般人更容易疲乏。所以，应该多一些休息。睡眠的时间可比平时增加 1 小时，午间至少要睡半小时。劳动的时间则要比平时缩短。当然，休息量要因人因期（妊娠早、中、晚

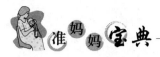

期）而异。如果本人体质好，工作量亦不大，或处于妊娠中期，休息比平时稍多些即可；若本人体质差，工作量较大，或处于孕早期及晚期，则要多休息些。

2．勤

勤是指增加休息的次数。由于孕妇容易缺乏，所以劳动持续时间宜短些，休息要勤一些，不要等感觉累了再休息，应干一会儿就休息一会儿。照常上班者，上下午应各增加一次工间休息时间。在家里做体力家务活儿，则应做半小时左右就休息约 10 分钟。勤休息不仅有益于孕妇健康，而且还能提高劳动效率。

3．活

活是指休息的方式灵活多样。不要以为孕妇休息就是多睡、多卧、多坐。其实，这种静止不动的消极休息过多，对孕妇和腹中的胎儿会产生不利的影响。生活中确实有不少妇女，妊娠后就辞了工作，在家全休待产，她们每天除了吃就睡，懒懒散散，结果极易导致身体虚胖，胎儿过大，给分娩带来困难，滞产和难产的发生率显著增加。孕妇应该坚持适量的体力活动，做些较轻的家务活儿。休息的内容和方式也要丰富多彩，灵活多样。

（1）在娱乐中休息：研究表明，孕妇在孕期如能保持愉快、轻松、稳定的情绪，不仅有助于顺利分娩，而且对腹中胎儿的生长发育会产生有益的影响。因此，孕妇应该多参加适当的有益身心的文娱活动，在歌声、琴声、欢笑声中休息，但要注意娱乐不可过度，也不可过于激动。

（2）在欣赏中休息：欣赏是一种高雅的休息方式，同时也是艺术享受，对孕妇最为适宜。因此，孕妇应多欣赏、勤欣赏，如阅读优秀的文学作品，听优美的音乐，观赏自己喜爱的绘画和工艺品，适当看些歌颂真善美的电视、电影和戏剧等等。

（3）以亲人为伴，夫妻共休息：孕妇会有不同程度的心理负担，特别需要亲人的帮助。如果在家里没人陪伴，让她自己独自休息，会使她产生孤独感，也很难休息好。因此，孕妇的亲人尤其是丈夫，应该与妻子同休息。晚饭后，迎着夕阳余晖，小夫妻双双漫步在林荫路上，边走边谈心，或者夫妻一起赏花观鱼，共同欣赏优美的歌曲，或是并肩坐在剧场里，观看优秀的戏剧节目等等，这不仅能使孕妇休息好，而且还可以使她们感到惬意，生活快乐，进而有益于母子健康。

高危妊娠更应注意休息。所谓高危妊娠是指心脏病人合并妊娠、妊娠合并肝炎、妊娠高血压综合征、习惯性流产者妊娠、胎儿宫内生长迟缓以及肾炎和糖尿病合并妊娠等，上述孕妇在孕期发生危险的可能性增大，因此要比一般孕妇更应注意休息，休息的时间应适当延长，间隔时间进一步缩短，活动量宜小不宜大，而且，还要得到医师的指导。

孕妇睡眠有学问

研究表明，地球磁场对孕妇的睡眠有一定影响，并发现孕妇取头西脚东的睡眠方向比其他方向睡得更香、更甜，婴儿的致畸率相对较小。

孕妇睡眠时间应保证每天 8 ~ 9 小时，睡前不宜饮浓茶、咖啡及进食巧克力等易使大脑兴奋的饮料和食物。

孕妇睡眠时不要用被子蒙头，据测试，孕妇的需氧量较一般人要多 10% ~ 15%。蒙被睡时，被窝里氧气相应减少，二氧化碳增多，会使孕妇吸入的氧气减少，造成呼吸频率增加，或有窒息感；胎儿是随着母体一起呼吸的，久而久之，便有损于孕妇和胎儿的健康。

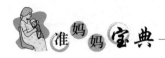
孕妇安然入睡5法

1. 妊娠8个月时，为缓和腹部的紧张和防止失眠，可将小枕头或靠垫放在背部凹处，自然能使身体感到舒适。

2. 妊娠10个月时，在侧腹下和膝盖间放个小枕头，可睡得较安稳。

3. 有静脉曲张现象的孕妇，在睡觉时应把靠垫垫在脚下使脚部抬高。

4. 侧卧时可用棉被支撑腰部，两脚稍弯曲，或将上面的腿伸向前方。

5. 睡前把脚放在高处一会儿，这在妊娠的头3个月和末3个月尤为重要。

孕妇仰卧的不利因素

1. 仰卧时胎儿重心较高，增大的子宫又会对脊柱产生压迫，孕妇会感到躯体压迫所引起的不适。

2. 孕妇仰卧还可能压迫子宫后方的下腔静脉，使回流心脏的血液减少，影响大脑的血液和氧气供应，孕妇会出现头昏、胸闷、面色苍白、恶心呕吐等情形。

3. 经常仰卧，子宫后方的腹主动脉将受到压迫，影响子宫的供血以及胎儿的营养，同时可能影响肾脏的血液供应，血流减慢，使尿量也随之减少。孕妇身体内的钠盐和新陈代谢产生的有毒物质，不能及时排出，可引起妊娠中毒症。

4. 长时间仰卧的孕妇，其肾脏血液的供应也会有所不足，会引起血管紧张素含量增高，促使血管加强收缩。孕妇易出现妊娠高血压，或者由于排尿量减少而出现水肿现象。

孕后期宜选左侧睡姿

孕妇怀孕到了后期（7~8月），由于自身体重和胎儿体重的增加，其妊娠负荷变得越来越重，从妊娠中期（4~6月）到后期，孕妇要想休息好，睡姿是有讲究的。

左侧卧位可以减少妊娠子宫对动脉的压迫，保证了子宫、胎盘的血液供应量，减轻由于增大的子宫压迫下腔静脉而使孕妇出现的头晕、胸闷、恶心、出虚汗等症状。

孕期失眠及对策

医生建议孕妇每天晚上 10 点前就寝，睡足 8~9 个小时，可事实上许多孕妇恰恰由于多种原因而苦于无法安眠，主要原因如下：

1. 激素变化

怀孕的女性在精神和心理上都比较敏感，对压力的耐受力也会降低，常会忧郁和失眠，这是由体内激素水平的改变引起的。在孕期影响人体的激素主要是雌激素和黄体酮，会令孕妇情绪不稳，感觉压力过大。因此，适度的压力调适以及家人的体贴与关怀，对于稳定孕妇的心情十分重要。

2. 饮食习惯的改变

饮食习惯的改变也会影响孕期睡眠质量的好坏，均衡的饮食很重要。必须避免进食影响情绪的食物，例如咖啡、茶、油炸食物等，食品中的饱和脂肪酸会改变体内的激素分泌，会造成很多不适。孕妇在入睡前 3 小时内不吃东西，多数情况下能提高睡眠

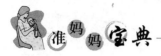

质量。

3. 尿频影响睡眠

孕妇常发生尿频。怀孕初期可能有一半的孕妇尿频，但是到了后期，有将近80%的孕妇为尿频困扰，晚上会起床跑厕所，就严重影响了睡眠质量。尿频大多数是由于增大的子宫压迫到膀胱引起，让孕妇总有尿意。另外，还有心理因素或某些器官的病变，比如情绪紧张或膀胱、尿道炎。许多孕妇发现自己分泌物增多或尿频，就以为是正常现象未加重视，或是担心服药会影响胎儿的健康发育而拒绝看病，最后可能导致流产等严重后果。因此孕妇必须注意是否有其他感染同时存在，比如感冒、念珠菌阴道炎等。抵抗力不足可能源于免疫系统的过度负担，情绪不稳定、压力过大就是其中的原因之一。除了调适心理上的压力外，孕妇也要注意避免进食刺激性饮食。

4. 食物过敏

过敏是比较容易被忽视的失眠原因，尤其是对食物的过敏反应会造成免疫系统的负担。有的人可能知道自己吃了某些食物皮肤会马上发痒起疹子，当然就把这些食物排除在菜单之外了。但是，还有一种过敏反应称为迟发性过敏反应，是长期重复摄取某种食物所致，比如牛奶、乳制品、鸡蛋、芝麻等食物，症状不十分明显，常见的有失眠、焦虑、头痛、肌肉关节酸痛等，此外孕妇会产生情绪上的紧张和失眠，此时要特别注意食物的选择。

5. 半夜容易抽筋

到了妊娠后期，许多孕妇常常会发生抽筋，这也影响到睡眠的质量。而抽筋大多与睡觉姿势有关，通常脚掌向下时较容易发生抽筋。另外，也可能与局部血液循环、血液酸碱度有关。正常的血液是处于微碱性，如果情绪不稳定、饮食中甜食和肉食过多，都很容易让血液偏酸性，引起电解质及酸碱度的不平衡，造成局部肌肉抽筋。如果经常在睡眠中抽筋，就必须调整睡姿，尽可能左侧卧位入睡，并且注意下肢的保暖。另外，多吃蔬菜和水果，少吃动物性蛋白质、精淀粉（如白面包、白米饭、甜食等），都可以减少血液酸碱度不平衡的问题。万一发生抽筋，也可以请家人帮忙热敷和按摩，以缓解抽筋的痛苦，早点入睡。

6. 疼痛

除了以上原因外，孕期还常有以下几种疼痛，也是引起失眠的因素：

（1）头痛：少数孕妇在怀孕6个月后，会出现一种日趋严重的头痛，有的还伴有呕吐，看东西模模糊糊，同时有下肢浮肿，血压增高，检查尿中有蛋白，这就是妊娠高血压综合征的表现，医学上又称为子痫。

（2）胸痛：孕期胸痛时有发生，好发于肋骨之间，疼痛部位不固定，可能是由于怀孕引起某种程度的缺钙，或是由于膈肌抬高，造成胸廓膨胀所引起。

（3）胃痛：孕期由于消化器官肌肉蠕动减慢，使胃部产生饱胀不适感。还有的孕妇因不断反酸水和胃灼痛而一筹莫展，这是因为怀孕引起胃的逆行蠕动，致使胃中酸性内容物反流，刺激黏膜而引起的。

（4）腰痛：随着怀孕时间的增加，站立或步行时，为保证身体平衡，必须挺胸凸肚，再加上双脚外八字分开，这样就必然造成腰部脊柱过度前突弯曲，引起脊柱性腰痛。

（5）腹痛：有些妇女（尤其是子宫后倾的妇女）在怀孕初期感到骨盆区域有一种牵引痛或下坠感。倘若怀孕期间下腹部疼痛比较剧烈，而且有阴道出血，可能是流产或宫外孕的征兆，必须迅速就医。日益增大的子宫进入骨盆，还易引起耻骨联合或骶

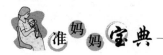

髋关节的疼痛。

孕妇如何选择床上用品

合适的床上用品可以给孕妇创造一个良好的休息环境，选择床上用品应该考虑以下几点：

1. 枕头

以9厘米（平肩）高为宜。枕头过高迫使颈部前屈可压迫颈动脉，颈动脉是大脑供血的通路，受阻时会使大脑血流量降低而引起脑缺氧。

2. 被褥

理想的被褥是全棉布包裹棉絮。不宜使用化纤混纺织物做被套及床单。因为化纤布容易刺激皮肤，引起瘙痒。

3. 蚊帐

蚊帐的作用不止于避蚊防风，还可吸附空气中飘落的尘埃，以过滤空气。使用蚊帐有利于安然入眠，并使睡眠加深。

孕妇勿睡电热毯

睡电热毯并非人人皆宜，尤其是怀孕妇女使用，可影响胎儿发育，甚至导致胎儿畸形。

这是因为电热毯通电后可产生电磁场，而这种电磁场可妨碍胎儿细胞的正常分裂。当迅速分裂的细胞受到电热毯产生的电磁干扰时，会发生异常改变，对电磁最敏感的是胎儿骨骼，故婴儿娩出后，会出畸形。电热毯温度越高，电磁场对胎儿影响越大。现代医学研究证明，人的神经组织在受孕15～25天开始发育，心脏在受孕20～40天开始发育，肢体在受孕24～26天开始发育，所以，孕妇在这段时间使用电热毯，可使胎儿的大脑、神经、骨骼、心脏等组织器官的发育受到不良影响，从而使胎儿发育不全或智力低下。

我国专家对近 2000 名孕妇进行回顾性对照研究得出这样一个结论：孕早期用电热毯是造成流产的危险因素之一。

孕期选双合适的鞋

很多女性怀孕 3 个月左右，脚部即开始浮肿；怀孕 6 个月左右，脚浮肿更明显；在分娩前夕，脚和腿的浮肿相当突出。因此，孕妇走起路来难以掌握身体平衡。为了做好孕期保健，妇女怀孕后在穿鞋时应注意：

1. 鞋跟要低些

妇女怀孕 3 个月后，应穿行走比较方便的鞋，最好穿后跟高度在 2 厘米以下的鞋。因为鞋跟过高会增加孕妇腰和脚的负担，加剧孕妇的腰痛。

2. 材料要轻便

妇女怀孕后宜穿宽松、轻便、透气性好的鞋，不要穿合成革鞋和尼龙鞋，以防因不透气加重双脚浮肿。

3. 尺寸稍大点

双脚浮肿比较严重和怀孕 6 个月以上的孕妇，要选择比自己双脚稍大一点的鞋，但也不要过于宽松，以防走路时不跟脚。

4. 需防滑

孕妇穿的鞋应有防滑性，宜选用有弹性又柔软的材料做的鞋，以防走路时跌跤。

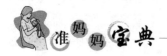

孕期乳房的呵护

1. 妊娠期间，要及时调整和选用合适的乳罩，把乳房托起，以免造成乳房下垂或组织损伤。

2. 乳房扁平或内陷的孕妇，要经常用手指或其他器械吸引，使乳头挺立。

3. 经常注意乳房乳头的清洁卫生，对乳头分泌的积垢，要及时用温水洗净，同时涂抹无刺激性、无副作用的护肤油脂。

4. 经常用清洁柔软的棉纺物轻轻按摩乳头及乳晕部皮肤，促使乳头和乳晕部皮肤变厚，以增强乳头、乳晕对哺乳时的机械刺激的耐力。

5. 妊娠后期，乳房各部位逐渐增大，要经常用白酒或70%酒精进行轻轻按摩，以增强乳房的抗病能力，增加乳房的淋巴和血液循环，为哺乳期做好准备。产前两个月，应每日坚持乳头和乳房保健，预防急性乳腺炎的发生。

孕期舒适的 14 个妙方

1. 抵制恶心

尽量避免油腻和辛辣的食物，少食多餐，防止空腹，否则，恶心会更严重。闻生姜能舒服点儿，不妨装在袋子里一小块，每天闻一闻。

2. 告别金属味道

嘴里有金属味一般发生在怀孕早期，这与孕期体内激素的变化有关。每天晚上都生吃一点儿莴苣，怪味就会消除，感觉很清新。

3. 不流口水

怀孕期间口水多很正常，无治疗方法。但吮吸薄荷叶很管用。

4. 不再抽筋

怀孕后期，由于疲劳和腿部水分积聚过多，会出现抽筋，尤其在夜里。晚上腿抽筋时，躺在软垫上，把腿抬起来在空中画圈，抽筋很快就会消失。

5. 战胜真菌性口腔炎

怀孕会改变唾液的酸性，使唾液闻起来、看起来与往常不一样，还会增加患真菌性口腔炎的危险。真菌性口腔炎最明显的症状是，口腔内出现白色的发痒的小疱。在浴盆水里放两滴茶树油和两滴柠檬浓缩油用来洗澡，两个晚上后就可痊愈。

6. 安枕无忧

怀孕时难以入睡是正常的，主要因为总想上厕所，或者感到不舒服。临睡前沐浴时，用熏衣草香型浴液，可以一夜无梦。

7. 快速止痒

随着肚子一天天变大，皮肤会发干发痒。可在洗澡时滴几滴杏仁油，效果不同凡响。

8. 保持常温

在孕育胎儿时，孕妇体温会升高。所以，不要蒸桑拿或者洗热水澡，锻炼时要避免体温过热。换件薄棉内衣，只用纯棉床单，感觉会好得多。

9. 重获活力

怀孕后体内激素水平升高，觉得怀孕比以往任何时候都疲劳。买些动物肝脏、大枣等补铁的食物吃，可使精神好多。

10. 减轻背痛

怀孕造成的尾骨突出，或者婴儿体重过大，都会压迫神经，

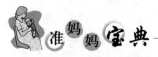

让很多孕妇感到剧烈的背部疼痛。游泳能减轻肚子的重量，在游泳池里，背就不痛了。

11. 停止打鼾

妊娠开始后，鼻腔内黏膜变软并肿胀，常导致鼻子不通气。这意味着感冒不容易好，说话瓮声瓮气，睡觉打鼾。买些通鼻子的药，只要闻一闻，就能睡好，没有什么副作用。

12. 消除便秘

孕期激素和生长中的胎儿都会对胃肠道造成影响，因此，孕妇便秘是很常见的。多吃一点儿含纤维素多的食物，如水果或者麦片。如果讨厌麦片的味道，把它和爱喝的可可奶掺起来，好吃多了。

13. 拒绝"烧心"

怀孕期间，消化非常缓慢，容易出现消化不良。尤其到后期，胎儿压迫肚子，会感到胃部灼热（烧心）。这时，注意别吃得太多，别吃辛辣食物。吃东西的时候别喝水，饭后再喝点儿淡淡的茶，烧心就不那么严重了。

14. 防止静脉曲张

增大的胎儿对血管的压力越来越大，孕妇需要的血液量越来越多，加上激素让血管肌肉松弛，孕妇很容易患上静脉曲张。所以，不要站或坐太长时间，每天散步或游泳 20 分钟。

怎样赶走妊娠纹

妊娠纹一般出现在孕妇的脐下、耻骨部位，是一些淡红色或紫色不规则的裂纹。这些裂纹在孕妇生产后逐渐萎缩，成为银白色，最终皮肤变得松弛。遇到这样的情况，大多数女性都去做运动、减肥、紧肤，但效果都不理想。

专家建议，避免妊娠纹要从平时的保养开始。

1. 锻炼

女性在怀孕期间适当增加腹部、下肢的运动锻炼，不仅可以促进血液和淋巴循环，改善真皮组织的营养，还能提高皮肤及肌肉纤维的柔软度，增加它们的抗拉性，使之不易断裂，对减少腹部、腰部和臀部脂肪沉积有明显的效果。

2. 饮食

多食用富含蛋白质、维生素的食物，可增加皮肤弹性，但必须控制脂肪和碳水化合物的摄入量，防止脂肪在局部区域的过度堆积，这也是一个较为有效的预防措施。

3. 哺乳

研究发现，蓄积在腹部和臀部的脂肪几乎是专为哺乳准备的，因此产后哺乳不但对新生儿的生长发育大有益处，还能促进产妇子宫的复原，有助于体形的尽早恢复。

孕期防辐射

辐射在生活中无处不在，可有些孕妇难免生活和工作在有辐射的环境中，可以采取以下防范措施：

1. 注意环境通风

很多孕妇在怀孕期间仍然参加工作。在密集式的办公楼和通风性差的办公环境里，很多电脑同时开着，会使室内空气离子化，加剧办公区域潜在的辐射威胁，对孕妇的健康会有不良影响。因此，孕妇最好选择离窗户较近、通风效果好的办公位置，无论是否时刻对着电脑，每工作 1 ~ 2 个小时，都应起身到窗边透透气。另外，中午休息的时候，到楼下或者户外散散步，呼吸一下新鲜空气，同时也可放松心情。

孕妇最好不要频繁地使用复印机，如需使用，应将通风设备

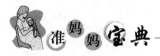

打开，或者站在靠窗通风的位置。

2. 减少接触辐射的时间

为了安全起见，怀孕前3个月（胎儿处于细胞分裂和器官分化时期，对辐射较敏感）应尽量少接触电脑。如是工作中经常要接触电脑的，可以使用手提式或者纯屏液晶显示器的低辐射电脑，这种电脑的辐射量非常小。另外，有研究表明，电脑显示器后面和侧面是辐射较强的区域，因此孕妇在工作中应避免坐在电脑屏幕的侧面和后面，当暂时不需要用电脑时，可以将显示器关掉。

虽然很多家用电器只要不是长时间同一时间使用，对人体是安全的，但由于孕妇处于特殊时期，还是需要小心使用。比如，用微波炉时注意不要离微波炉太近；不要将很多家用电器集中在卧室；孕期避免使用电磁炉、电热毯等辐射量高的电器。

3. 借助防辐射工具

防辐射除了日常注意以外，还可借助一些防辐射产品，如需长期对着电脑工作，可以穿防辐射服。但是对这些产品，孕妇也不能过于依赖，不能以为使用了防辐射产品就可以高枕无忧，对辐射视而不见。一定要记住，防辐射产品只有辅助的功效，绝对不是万能的，防范更需要在日常生活中加以注意。

孕妇常用电脑应多做3个练习

尽管还没有研究可以证实电脑发出的射线会伤害肚子中的胎儿，但长时间在电脑前紧张工作，仍然会对肚子中的胎儿产生影响。为此，应该安排一些片刻的休息，最好同时做一些运动专家所建议的练习。

对于疲劳的眼睛：舒适地坐下，背部保持平直，用双手轻轻盖住眼睛，安静地呼吸，保持几分钟，然后双肩下垂 30 秒。重复以上动作 5 次。

对于紧张的双肩：坐在椅子上，双肩向上耸起努力接近耳垂，保持几秒钟，然后双肩下垂 30 秒。重复以上动作 5 次。

对腹部和脊背：站着并保持背部放松，腹部轻轻地画圈。或者双腿分开坐在凳子上，髋部交替地向前向后倾斜。只要感觉舒适，可以多做几次。

怀孕初期应少看电视

女性怀孕初期，常有恶心呕吐、厌食疲乏、懒于活动的妊娠反应，许多人用看电视节目的方法来消遣时间和减少反应。这对于怀孕初期妇女的身体和胎儿的发育是极为有害的。电视机在播放节目时，显像管不断发出肉眼看不见的 X 射线，虽然射线的数量较小，对大多数观众不构成什么危害，但长期少量辐射的积聚作用，会对胎儿的健康造成不良影响。它往往容易使孕妇流产或早产，还有可能使胎儿变畸形，特别是对 1 ~ 3 个月的胎儿健康危害更大。美国一项统计报告称：德伯特公司有 12 名孕妇在荧光屏前工作，一年间竟有 7 人流产，1 人早产；美国国防部兵役局有 15 名孕妇在荧光屏前工作，有 7 人流产，3 人产下畸形婴儿。所以，女性在怀孕初期应尽量少看电视，更不可长时间、短距离、正对荧光屏收看。

孕妇慎洗热水澡

医学研究发现，高热是导致胎儿先天畸形的重要原因，特别在孕妇怀孕的头 3 个月，不论是何种原因引起的体温升高，例如

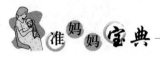

感染发热、夏日中暑、高温作业、洗热水澡等，都可能使早期胚胎受到伤害，特别是胎儿的中枢神经系统受害最为明显。

为了防患于未然，减少畸形儿的出生，孕妇在怀孕的头3个月内尽量不要洗热水澡，特别是不能较长时间浸泡在热水中。此外，还要避免高温环境。

孕期莫洗阴道

一项新的研究认为，孕妇在孕期进行阴道灌洗易导致早产。但怀孕前6个月或怀孕当月进行阴道灌洗则与早产无关。研究人员认为，阴道灌洗可使细菌感染或上行感染的机会增加，所以阴道灌洗本身可能与早产无关，而是感染所致。

怀孕"五不要"

1. 酒后不要同房。因为会导致"胎儿酒精综合征"，致使胎儿痴呆、斜视、小眼等。人们所知酒仙李白的四个儿子都是痴呆儿，陶渊明五个儿子都是低能儿。

2. 疾病流行期不要怀孕。病毒对胚胎影响很大，各类痴呆儿中，约20%是病毒感染造成的。因此，孕妇不应去公共场所。

3. 病中不要怀孕。妇女患以下八种疾病不宜怀孕：心脏病、肺结核、肝炎、糖尿病、肾炎、高血压、精神病、甲状腺功能亢进症。

4. 身体体质衰弱时不要怀孕。

5. 产后或流产后一年内不要怀孕。

宠物对孕妇及胎儿的危害

猫、狗身上往往带有致病的弓形虫，这样，散发到空气中的病原体就会影响女性的生殖健康。

弓形虫的形态呈弓形，故而称之为弓形虫。一般来说，猫是弓形虫的终宿主，但在狗及其他家畜身上也存在。通常人们受到传染时没有任何症状，因此常常忽视它。孕妇如妊娠早期感染，易造成胎儿死亡、流产；在妊娠中期感染，胎儿可发生广泛性病变，结果造成死产、早产。每次流产都会有激发生殖道感染的可能性，多次流产会导致不孕。

弓形虫除了可造成孕妇流产、早产、死产外，引起胎儿畸形的种类达 38 种之多，婴儿出生后，主要表现为惊厥、脑积水、肝脾肿大、黄疸、弱智、视网膜脉络膜炎（严重时可致盲）。染上弓形虫的婴儿有的还表现为远期后发症状。因为弓形虫的病原体存在形式可为包囊，以隐藏的状态潜伏在人体内，什么时候囊壁开了，病原体才会显现出症状。有的包囊潜伏可长达 10 年、20 年之久，囊壁才裂开。因此，染上弓形虫的婴儿幼年甚至少年时期也许与常人一样，但日后仍然会发生症状，造成难以预料的后果。

孕妇养猫狗孩子易患精神病

专家指出：孕妇养宠物，可能导致下一代出现精神障碍。

精神卫生专家意外发现，数名精神病患者的母亲在怀孕期间养宠物感染过弓形虫。专家组通过对 1000 名精神病患者弓形虫抗体进行研究，以及对患者母亲在孕前、孕中以及生小孩早期与

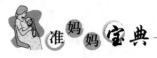
宠物接触情况进行调查，结果发现正常人弓形虫感染率为5%左右，而精神病患者及其母亲的感染率为15%～20%。

因此，专家建议准备怀孕的适龄妇女，提前半年远离宠物。

养宠物时怀孕了怎么办

如果女性养宠物时怀孕了，一定要到医院做相关检查，确定是否感染了宠物身上的病原体。如果发现病原 IgM 抗体阳性，提示近期有急性感染，为了慎重起见，建议终止妊娠。如病原 IgG 抗体阳性，说明孕妇曾经有过感染近期体内没有病原复制，这种情况在严密监测体内 IgM 抗体情况下可以继续妊娠。

什么时候开始穿孕妇装

有些孕妇怕穿孕妇装不好看，所以一直推后不肯穿，这样对宝宝是不利的。

正常情况下，四五个月的时候，肚子已经明显开始凸起来了，这时候平时的衣服已经不合身了，如果继续穿，就会使得腰部过紧，影响胎儿的活动，另外从心态上应该这样认为：孕妇是美丽的，宝宝是最重要的。

当然有些人因为胎儿发育或快或慢，也可以提早穿上或者是稍后一些时间，主要是根据腰围的变化，普通衣服是否能够提供一个合适及舒服的环境，当觉得平时的衣服已经有些紧了的时候，就是该换孕妇装的时候了。

时尚孕妇置装指南

孕妇都会考虑添置一些衣物，以适应日益变化的体形，这里列出一个置装清单，供参考：

1～2件孕妇裙或孕妇裤

大号衬衫2件

宽松毛衣或开衫

支撑式乳罩

纯棉内衣裤

纯棉袜子

舒服低跟鞋

前开襟睡衣

那么在什么时候开始考虑购买这些衣物呢？大多数孕妇在怀孕4个月时，膨隆的腰身使一般的衣服派不上用场，就可以考虑选购孕妇裙或孕妇裤。

白领孕妇四季装的选择

虽说整个孕程只有短短的十个月，但准妈妈都希望自己最漂亮，最有个性，以独特的"孕味"展示于职场与生活中。那么，在购买孕妇装的时候应该注意些什么呢？怎样才能选购到一件称心如意的孕妇装呢？准妈妈们可以从以下几方面加以考虑：

1. 需要纠正观念上的误区

有些准妈妈认为孕程只有短短的十个月，花钱买孕妇装太浪费了，所以，首先考虑的是价格，不管面料与款式，只要便宜点就行，其实这是最大的误区。购买孕妇装首先考虑的应该是面料

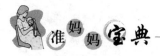

的安全性与健康性，安全和健康才是重要的。

2. 面料的选择

孕妇装最好选择纯棉或麻的，这类面料透气性好并且吸汗。有些准妈妈在夏天选择孕妇装的时候喜欢选择雪纺的，虽然这种面料穿起来感觉挺飘挺凉的，但是，也有缺点：从健康角度来说，这种面料一点都不透气且易产生静电，对宝宝和妈妈的健康有害。从舒适角度来讲，这类面料比较垂，穿起来比较贴身，准妈妈孕中后期肚子慢慢突出来，穿上这种面料的孕妇裙，一眼看去就只看到一个大肚子了。

3. 款式的选择

要考虑所要购买的款式是否适合自己平时上班穿着的同时，还要考虑孕期。

（1）孕初期：这个时期肚子还大得不快，只是腰有些变粗了，所以，建议购买A字形或者是没有褶的衣服和裙子，这类孕妇装穿起来不像个孕妇，给人的感觉只是宽松休闲。因为孕妇裤一般都是可调节式松紧的，而且孕妇裤的裆较长，穿惯了中低腰裤子的妈妈可能会不习惯，而且因为这一时期的肚子没有突出来，松紧的裤子穿起来有一种会往下滑的感觉，特别是爬楼梯的时候。

（2）孕中期和孕后期：这一时期就一定要选择腰部有褶的上衣或裙子了，但购买时得考虑胸、腹这些部位的尺寸，不能买得太紧或太合体，以防以后体形发生变化穿不上。但假如买得太大的话，穿起来不但没样子而且显得很邋遢。

不要认为买太多的孕妇装是一种浪费，这些衣服日后当家居服也是不错的。

4. 尺寸的把握

（1）上衣：长度一定要到臀部稍下，否则日后肚子挺起来就会发现孕初期买的衣服变得短了，而且太短的话，露出臀部也不好看，孕期的臀部会变大的。

（2）裙子：裙子的长度要在膝盖以下，一来可以保护关节，二来因为随着孕期肚子变大，人也好像变得越来越横向发展了，所以裙子太短的话，会比例失调。

（3）裤子：孕初期买孕妇裤，建议长度选稍长一点点的，孕后期肚子挺出来会把裤子提上去，就不显长了。

另外，不想让自己的衣服穿起来像睡衣，尺寸一定把握好。肩、袖、胸以及臀部和大腿的部分一定不能过松，这些地方的尺寸一松，感觉就像睡衣睡裤了。这些部位在孕期的变化不会像肚子那么大，所以，购买时只要稍松一点点就可以了。

5. 颜色的选择

孕期有些准妈妈的肤色不太好，所以建议选择一些浅色以及比较亮的颜色来衬托肤色，平时不太穿亮色的孕妇大可以在这个时期尝试一下，这些颜色不但使孕妇的肤色看起来红润，而且看起来健康又精神。肤色好的孕妇自然是什么颜色都可以。

6. 贴心建议

（1）假如是春季怀孕的准妈妈，孕期要过一年四季。这时有一个省钱妙方：春天的时候可以买一些薄呢的孕妇裙、背心，这类衣服可以搭配衬裙也可以搭配羊毛衫，所以，在秋天和初冬这类衣服都能用得上。假如是买裤子的话，就买灯心绒的或者是面料不薄不厚的那种，因为孕妇冬天一般比较耐寒，所以，这种裤子基本上可以应付三季。

（2）夏天怀孕的准妈妈多添置些孕妇裙的话以后可以当家居服，而且生完宝宝身材一下子恢复不了，在家休产假还能用上这些衣物。所以，这个季节怀孕的准妈妈就不要吝啬花点钱在夏天把自己打扮得漂亮些。

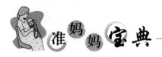

（3）秋天怀孕的准妈妈可以参照第一条建议。

（4）冬天怀孕的准妈妈最好就是能省则省，找几件平时嫌大的衣服将就一下，不要浪费钱去添置冬装了。因为冬装一个是贵，另一个就是第二年冬天你就用不上了。

孕妇衣着的讲究

妊娠期衣着，主要应围绕如何利于孕妇和胎儿这一主题来安排。首先要顺应四季气候的变化，注意保暖，防止外感，这是最重要的。

孕妇的服饰装扮，应有一定的风度与美感，不显山露水的得体装扮，定会让准妈妈们在工作和社交中备添自信，同时对宫内的胎儿也有着潜移默化的影响。款式方面，不必过多讲究。一些脐、背过于显露和紧身的服饰，要下决心暂时告别。妊娠中期以后，如果是夏季，可以穿竖条连衣裙或是深红等收缩色的连衣裤，样式以筒裙不束腰为宜；如果是春秋季，上身可以穿肥大毛线衫，比平时的毛衣应略长一些，看起来比较舒适；冬季，穿深色的半大衣更轻便好看。

对衣料的最佳选择标准是：容易整理，不起皱，透气，吸湿，保暖。衣料的颜色，最好选择互补的混合色、灰色调或低明度的颜色，这样可以遮蔽体形的缺点。衣服上的花纹可以复杂些，以便打乱人的视线。但胸部不要有扣子、口袋一类的装饰，腹部不宜有带子，不要有拼接的水平线或弄成很挺括的褶，尽量选择长袖子的服装，从而减弱腹部的视觉高度，使整个身姿更为平衡、协调。

孕妇内裤的选择

妇女在怀孕和哺乳期间，对内衣的选择不容忽视。

妊娠期间，由于内分泌的变化，孕妇的皮肤会变得特别敏感，所以选择内裤的质料要以密度较高的棉质料为佳，以防皮肤不适。

适合孕妇穿着的内裤有两种。一种是覆盖式，能够保护孕妇的腹部，裤腰覆盖肚脐以上，保暖效果比较好，松紧度可自行调节，可随不同阶段的体型变化自由伸缩，弹性腰围伸缩性比较好，穿着舒适，适宜与多种服装搭配。还有一种是孕产妇专用生理裤，采用舒适的柔性好的纯棉面料，有弹性不紧绷，分为固定式和下分开口的活动式两种，便于产前检查和产褥期、生理期等特殊时期穿着。

怀孕初期：怀孕1~3个月，由于胎儿的身长约9厘米，没有明显的变化。这期间一般的孕妇还可穿普通的内裤。

怀孕中期：怀孕4~7个月时，孕妇的腹部明显地鼓起，外观开始变化。这时期应穿着一些高腰而且可把整个腹部包裹的孕妇内裤。

临盆期：怀孕8~10个月时，腹壁扩张，并出现所谓妊娠纹，尤其进入第10个月时，变大的子宫会往前倾而使腹部更突出。这时，腹部会有很大的重量感，选择一些有前腹加护的内裤较为舒适。

另外，无论选用何种内裤，腹部束带都应宽松，即使到了孕后期也要不觉得勒，但注意一定要有弹性，不易松落。具体的长度和厚度还要依照气温和个人舒适度来把握。

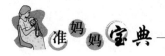

孕妇视力下降不容忽视

怀孕期间，有的孕妇会眼冒"金星"，还会感到眼前有小黑点儿移动、视力模糊等，这时千万不要放松警惕，应速去妇科检查，看是否患了妊娠中毒症。

孕妇应警惕的眼病

1. 角膜水肿

妇女怀孕后，因黄体素分泌量增加及电解质不平衡，容易引起角膜及晶体内水分增加，形成角膜轻度水肿。据观察，怀孕期间角膜的厚度增加3%，越到怀孕末期，水肿越明显，角膜厚度增加越多。角膜水肿对角膜反射及保护眼球的功能有一定影响，这种影响在产后6~8周即可恢复正常。

2. 屈光不正

随着角膜厚度的增大，妊娠妇女的角膜弧度也会改变，且在怀孕末期愈加明显。角膜弧度在屈光检查时可发生0.25~1.25屈光度的改变，出现轻度屈光不正，如远视及睫状肌调节能力减弱，看近物模糊。若有近视，近视度数会增加。这种现象多在产后5~6周恢复正常。如果孕妇出现远视或近视度加深的情况，可在分娩1个月后验光配眼镜，以保证验出的度数相对准确。

3. 干眼症

正常的眼睛有一层泪液膜覆盖在角膜（黑眼珠前透明部分）及结膜（白眼珠前透明部分）之前，它有润滑作用，可以保护眼球。怀孕期间，由于眼睑水肿，可以导致眼睑发炎，使泪液膜中的水液层易于蒸发。约有80%的妇女在怀孕末期泪液分泌量减少，出现干眼症。

4. 眼压异常

在怀孕后期，因孕妇头部静脉压降低，导致眼压降低，多数孕妇可在产后两个月恢复孕前眼压。

5. 其他

少数孕妇还会产生轻度眼皮下垂或眼皮色素加深，产后也可改善。但是有些妇女在孕前可能已患有某些疾病，如视网膜病等眼病，怀孕后可能会使得原有眼症状加重，也多属暂时现象。

孕妇不宜戴隐形眼镜

人的眼睛有一层泪液膜覆盖在角膜及结膜之前。泪液膜由内而外分为黏液素层、水液层及油脂层。

怀孕会影响泪液膜的质与量，在怀孕末期约有 80% 的孕妇泪液分泌量是减少的（主要是水液层分泌不足）。且结膜杯状细胞受怀孕期间荷尔蒙的影响而减少，会导致黏液素层分泌减少，使得泪液膜的均匀分布受破坏。而怀孕期间眼睑的水肿会导致眼睑易发炎，破坏油脂层的分泌，使得泪液膜中的水液层更易蒸发。所以泪液膜量的减少及质的不稳定，容易造成"干眼"的症状，影响隐形眼镜的配戴。孕妇戴隐形眼镜，会出现以下问题：

1. 孕期角膜组织会轻度水肿，角膜中心厚度增加，戴隐形眼镜会加重膜缺氧，易发生角膜损伤，使敏感度下降。

2. 孕期泪液分泌减少，而泪液中的黏液成分增加，戴隐形眼镜后眼前常有异物感，会发生眼干涩等。

3. 孕期眼部的小动脉会发生挛缩，血流量减少，此时发生结膜炎的可能性会比平时更多。

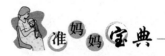

4. 孕期眼角膜的弧度也会发生一些变化。约有 5% 的妇女不能戴原来的隐形眼镜，应更换弧度大小适合的镜片。

5. 有些孕妇会出现眼压下降，视野缩小现象，因此，戴隐形眼镜后会增加不适度。

因此，孕妇并不适合常戴隐形眼镜，起码要在怀孕后 3 个月停戴，产后 6~8 周（最好 3 个月）再重新配戴。若是孕妇非戴隐形眼镜不可，就要严格做好镜片清洁保养工作，或是干脆使用日抛式隐形眼镜，用完就扔，以利于眼睛健康。

孕妇要慎用化妆品

怀孕之后，要更加警惕某些化妆品中所含的有害化学成分。孕妇应慎用何种化妆品呢？

1. 染发剂

染发剂不仅会引起皮肤癌，而且还会引起乳腺癌，导致胎儿畸形。含铅的染发剂会通过孕妇胎盘"渗透"进入胎儿。如果孩子还未出生就"铅过量"，孩子以后容易出现智商低下、多动、易激怒、反应迟钝等症状。

2. 冷烫精

妇女怀孕后，头发不但非常脆弱而且极易脱落，若是再用化学冷烫精烫发，更会加剧头发脱落。此外，化学冷烫精会影响孕妇体内胎儿的正常生长，少数妇女还会对其产生过敏反应。

3. 口红

口红是由各种油脂、蜡脂、颜料和香料等成分组成。其中油脂通常采用羊毛脂，羊毛脂除了会吸附空气中各种对人体有害的重金属，还可能吸附大肠杆菌，而且还有一定的渗透性。孕妇涂抹口红以后，空气中的一些有害物质就容易被吸附在嘴唇上，并随着唾液侵入体内，使孕妇腹中的胎儿受害。

4. 芦荟

芦荟是植物，同时也是中药。凡是药物，总有一些副作用，芦荟含大黄苷，在肠道中会转化为大黄素，造成刺激性腹泻，并伴有显著腹痛和盆腔充血，孕妇服用极易引起流产。若是将芦荟汁涂在颜面处，也是可以被人体吸收的，会刺激子宫收缩，导致流产。因此，妇女在怀孕期间，最好能远离芦荟，以免后悔莫及。

有的化妆品含有对人体有害的元素如铅、汞、砷等，不少黑发乳和染发精也含有铅和铜，因此为了孕妇自身和胎儿的健康，妊娠期一定慎用化妆品。

孕妇长期"美白"胎儿易患脑瘫

影响胎儿脑发育的因素，主要是化妆品中的铅。目前市场销售的美白、祛斑类化妆品中，某些产品的铅含量高达5%，超过国家规定上千倍。专家认为，铅特别容易被人体吸收，在进入人体后给人的大脑、肝脏、肾脏等带来变化，妇女怀孕以后，这些从化妆品中吸收来的物质进入胎儿大脑，严重的就会导致孩子患上脑瘫。

怀孕后应慎选的6种美容项目

爱美的女性怀孕后要注意，一些美容项目可能会影响胎儿的健康。在怀孕的特殊生理状况下，要慎重选择7种美容项目。

1. 香熏

国外研究表明，孕妇要尽量少用香熏美容护肤，尤其是怀孕3个月内的孕妇最好不用，因为香精油对胎儿的发育没有什么好

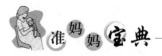

处，还可能使胎儿流产。怀孕 3 个月后，孕妇也要慎重选择香熏产品。柠檬、天竺薄荷、柑橘、檀香木可于怀孕 12 周后使用，而茉莉、玫瑰、熏衣草则要在怀孕 16 周后才能使用。

2. 脱毛

女性怀孕期间，体内雌激素和孕激素水平要比未怀孕时高，内分泌也会有细微变化，有些人怀孕后毛发可能会比往常明显。这时，绝对不能使用脱毛剂脱毛，也不宜用电针脱毛，可以用专用脱毛刀刮除。脱毛剂是化学制品，会影响胎儿健康。而电针脱毛效果并不理想，电流刺激还会使胎儿受到伤害。

3. 祛斑

孕妇在孕期脸上会出现色斑加深的现象，这是内分泌变化的结果，也是正常的生理现象而非病理现象。试图祛斑的孕妇不要走入误区，因为孕妇在脸上抹祛斑霜没有必要，生产后色斑一般都会慢慢自然淡化。孕期祛斑不但效果不会好，还由于很多祛斑霜都含有铅、汞等化合物以及某些激素，长期使用会影响胎儿发育，有发生畸胎的可能。

4. 按摩

适当的按摩能令孕妇精神放松，舒缓怀孕时的紧张和不适，但一定要选择合适的手法和部位。一般不主张对孕妇的腹部进行按摩，进行足部反射按摩和压点按摩的力度一定要轻。

5. 桑拿

孕妇是否能蒸桑拿，目前尚有争议。有人认为这是孕妇应禁止的美容项目，因为超过50℃的高温会使怀孕 3 个月的孕妇增加流产的可能，怀孕 7 个月后则有早产的可能。怀孕晚期的孕妇可以蒸桑拿，但每次不宜超过 5 分钟。

6. 化浓妆

孕妇可以化淡妆，但绝不能浓妆艳抹，因为化妆品不能排除含有对人体不利的成分。化妆品应选择透气性好、油性小的产品，否则天气热时不利于排汗，会影响孕妇的代谢功能。

孕期变丑不宜做美容

有些女性在怀孕后，容貌会发生变化，不仅面部出现了黑褐色的斑点或斑块，而且腹部、乳房、大腿等部位也会相继出现色素沉着和妊娠纹，这对许多爱美的女性来说难以接受，因而也给她们的心理增加了一些忧虑。

其实，为此而忧虑大可不必，因为这是怀孕后人体正常的生理现象。怀孕初期，激素主要由卵巢黄体产生，激素的需求量越来越大时，胎盘便充当起分泌激素的主角，同时一些腺体，如甲状腺、胰腺、肾上腺的工作量也随之增大。诸多激素中主要是雌激素、孕激素、催产素、催乳素的分泌，对妊娠过程的一些重大代谢活动起着决定作用，它们有效地调节母体在妊娠期的代谢过程，对处于发育旺盛阶段的子宫组织起着促进作用，负责动用母体的储备以满足胎儿生长发育的需要，并促使乳腺发育等。由于怀孕后肾上腺的分泌机能增强，致使皮质激素随之增多，于是就导致了皮肤表面产生妊娠纹和面部生出黑褐色斑块等改变。

孕期这些容貌变化，如色素沉着等，一般在分娩之后随即消失，所以大可不必为自己容貌一时变丑而烦恼，更不能因此而去做美容，以防对胎儿不利。

孕妇尽量少接触洗涤剂

美国哥伦比亚大学妇儿保健专家曾向孕妇发出告诫：长时间或过量地接触化学物品，尤其像清洁剂、洗衣粉、杀虫剂等，有

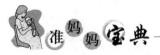

可能导致胎儿发育不良甚至畸形。

洗涤剂的主要成分是烷基磺酸钠，它不仅具有协同致癌作用，还对胎儿有潜在致畸的作用。双手经常接触这类洗涤用品，有害化学成分可能经皮肤渗透，或进食时随食物进入人体内。一项针对 150 名育龄妇女进行的调查发现，有 1/3 妇女卵细胞受精后，在妊娠早期就死于母体内。其原因是孕妇常接触洗涤剂，会通过皮肤入人体，当达到一定浓度时，就易导致受精卵死亡。

因此，孕妇应尽量少接触各类洗涤剂（尤其是怀孕头 3 个月内），如要使用，也最好戴上橡皮手套。

孕育期别涂指甲油

指甲油以及其他化妆品往往含有一种名叫酞酸酯的物质，这种酞酸酯若长期被人体吸收，不仅对人的健康十分有害，而且容易引起孕妇流产及胎儿畸形。所以孕期或哺乳期的妇女都应避免使用标有"酞酸酯"字样的化妆品，以防酞酸酯引起流产或婴儿畸形。

另外，这种有害物质还会引起婴儿生殖器畸形。因此，母亲哺乳期使用含这种物质的化妆品，孩子长大后，可能患不孕症或阳痿，这是酞酸酯阻碍雄激素发挥作用造成的恶果。因此专家建议：女性孕育期间尽量不要涂指甲油，以免犯美丽的错误。

孕妇不宜欣赏摇滚乐

优美的音乐能促使孕妇分泌出一些有益于健康的激素、酶和乙酰胆碱等物质，起到调节血液流量和兴奋神经细胞的作用，从而改善胎盘供血状况，使血液中的有益成分增多，促使胎儿能够处于最佳状态发育。而摇滚乐属于过分激烈的音乐，长期听这种音乐，会使孕妇的神经系统受到强烈的刺激，破坏心脏和血管系统的正常功能，使人体中去甲肾上腺素的分泌增多，从而使孕妇子宫的平滑肌收缩，造成胎儿血液循环受阻，形成胎盘供血不足，引起胎儿发育不良。同时这也是造成流产或早产的诱因之一。

听轻音乐的胎儿活动平缓，心率正常，出生后再听轻音乐时表现安详，甚至面露微笑；而那些在胎内常听强烈迪斯科音乐的胎儿，心率较快，活动频繁，出生后再听这种音乐时会显得烦躁不安，四肢不停地扭动，停放音乐后很久才能恢复平静。由此看来，孕妇不宜欣赏摇滚乐。

孕妇上班工作要注意什么

大多数妇女怀孕以后还需要上班工作，孕妇工作时要注意劳动强度不可过大外，还要考虑有无有害职业因素影响胎儿的健康发育，必要的话应该调换工种，孕妇不可参加以下工作：

1. 接触铅、镉、甲基汞、二甲苯、汽油的工作。因为有些化学毒物可导致流产、死胎，还可能使孩子智力低下。

2. 接触农药的工作或劳动。农药不仅可通过呼吸道进入体内，还会被皮肤及黏膜吸收，重者会导致胎儿畸形或死胎。

3. 有强烈噪声环境的工作。强烈的噪声可导致早产、流产。

4. 接触放射线的工作。操作计算机等在荧光屏也可产生少量放射线。

5. 繁重的体力劳动，剧烈的全身振动或局部振动的工作，如使用风动工具等。

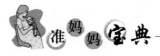
6. 有跌落危险的登高工作。

7. 需频繁弯腰下蹲的工作。

即使是在办公室内进行轻松的工作，也不要长时间保持一个姿势，隔一段时间休息一会儿，活动一下手脚。冬夏季室内有暖气及空调，空间相对封闭，空气质量不好，要打开窗户经常换气。

怀孕期间不宜"加夜班"

美国的妇产科医生研究发现，那些怀孕期间曾在晚上 10 点到早晨 7 点间值夜班的孕妇发生早产的机会增加。怀孕前 3 个月值过夜班的，比只是在白天工作的孕妇发生早产的机会增加 50% 。专家指出，现实生活中怀孕期间夜班的情况较少，但是因为各种原因加夜班或熬夜，却并不鲜见。有研究表明，夜间工作、熬夜会影响体内激素的水平，影响人体生物钟，从而导致早产的发生。

孕妇做家务要注意什么

怀孕以后，适当做些家务劳动是可以的，不过由于身体的变化，行动不便，做家务要注意以下几点：

1. 冬春季节洗衣服、洗碗等不要用冷水，以避孕受寒感冒。

2. 早孕反应严重的孕妇，要避免厨房的油烟等气味刺激使反应加重。

3. 洗衣做菜时腹部不要受压。

4. 拧衣服时不要用力太猛，晾晒衣服时晒衣杆不要太高，不要向上伸腰。

5. 不要登高和弯腰取物，不搬抬重东西。

6. 不要站立太久，做家务一段时间后可休息一会儿，不可太劳累。

手机对胎儿脑组织有损害

武汉大学中南医院的一项研究表明：手机对胎儿脑组织有损害，可导致中枢神经系统神经元损伤和代谢障碍。专家提醒：妇女妊娠期间应该尽量减少移动电话的使用。

孕妇不宜进舞厅

舞厅是一个含菌量高、空气污染严重的公共场所。有关调查资料表明，在我国绝大多数舞厅中，每 1.5 平方米面积的舞池内，就有一对舞客在运动。由于人多，空气不流通，易影响孕妇、胎儿的身心健康。有关部门测定，每立方米的空气中含菌量高达 400 万个，比普通居室竟高 4000 倍左右。孕妇置身于这种环境中，很容易受细菌、病毒的感染。

常进舞厅的男士多有吸烟的不良习惯与嗜好，故舞厅内的尼古丁、一氧化碳气体等有毒物质浓度较高，可对孕妇和胎儿造成严重损害。

舞厅内还存在严重的噪音。有关部门的监测表明，一般舞厅的音响无论是轻歌曼舞的华尔兹，还是声嘶力竭的迪斯科，大多超过 90 分贝，有的高达 120 分贝。不少的舞厅，为迎合舞客的"刺激"需要，多采用大功率立体声扩音装置，噪音都在 100 分贝左右。医学家分析认为，孕妇经常处于噪音环境中，会造成孕妇和胎儿的听力损害。

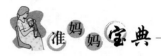

此外，医学家认为，舞厅内的光污染也不利于孕妇的妊娠期保健。舞厅的灯光忽明忽暗，这种光源会透过晶状体投射到视网膜上，致使眼内压力明显升高，从而伤害眼角膜、眼结膜、晶状体，导致视力模糊、眼睑痉挛、结膜充血等。

现代优生学研究认为，环境与优生关系密切。舞厅这一公共场所，确实会给孕妇和胎儿带来多方面的损害。

孕妇出行要注意什么

怀孕以后，孕妇总要外出上班或散步，也可出门旅行，不应整天待在家里，孕妇出行要注意以下问题：

步行：对孕妇而言，步行比较安全，但也容易疲劳，不可走路太远，也不要到拥挤的场合，以免发生意外。

骑自行车：孕妇可以骑车上班上街，但要骑女式车，车座放低，车速不可太快，怀孕 6~8 个月以后，不要再骑车了。

坐拖拉机或马车：在农村，拖拉机和马车颠簸厉害，最好不坐。

汽车：乘汽车宜避免启动或紧急刹车时腹部被撞，乘公共汽车要有座位以免拥挤，乘长途汽车可在腰部放一块靠垫，尽量坐在车前部，如有停车可下车活动一下。

乘火车：孕妇坐火车是比较安全的，但路程太长容易疲倦，最好能乘卧铺车。

飞机：乘飞机时间较短，不易疲劳，但胎盘功能不良的孕妇不宜乘飞机，因为高空飞行时的缺氧对胎儿不利。

乘船：要考虑由于风浪大而可能发生晕船，诱发早产或流产等。

总之，孕妇应尽量避免出门，特别是在妊娠晚期，如乘坐飞机或轮船，一旦要分娩，无法马上着陆或靠岸，有一定的风险，如果不得已要远行，一定要征求妇产科医生的意见，做好必要的准备工作，以防万一。

孕妇出行，留心衣食住

1. 衣

衣着以穿脱方便的保暖衣物为主，如帽子、外套、围巾等，以预防感冒。若旅游地区天气已较热，帽子、防晒油、润肤乳液则不可少。平底鞋比高跟鞋方便走路。必要时托腹带，穿弹性袜，可减轻不适。多带一些纸内裤备用。

2. 食

避免吃生冷、不干净或吃不惯的食物，以免造成消化不良、腹泻等身体不适。奶类、海鲜等食物因易腐败，若不能确定是否新鲜，应不食为宜。多吃水果，可防脱水与便秘。多喝开水，也可以在旅行中自备矿泉水或果汁，但千万不要饮用标明"用碘帮助纯化"的水，这种水喝了易造成碘蓄积，婴儿出生时很可能有先天性甲状腺肿瘤。

3. 住

避免前往岛屿与交通不便的地区；蚊蝇多、卫生差的地区不可前往；传染病流行的地区更应避免。

孕妇最好别开车

孕妇开车既不利己也不利下一代。

因为开车时，通常都是持续固定在座位上，骨盆和子宫的血液循环都比较差，而且开车时注意力要非常集中，容易引起紧

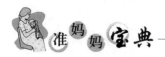

张、焦虑，这些对胎儿的生长都是不利的。另外如遇紧急刹车，方向盘容易冲撞腹部，引起破水或腹痛，导致早产。另外怀孕期间，准妈妈由于身体负担过重，反应也会变得比较迟钝，这个时期继续开车会带来危险。怀孕 32 周以上的孕妇，更不要开车。

如果孕妇需要开车，最好每天只走熟悉的路线，而且连续驾车不要超过 1 小时。开车时速最好不要超过 60 千米，避免紧急刹车。当然还要记住系好安全带。

另外，孕妇也不宜开"新车"。由于新购置的车中皮革、化学溶剂等气味很重，空气污染严重，不利于孕妇腹中胎儿的健康。

孕妇开车出门时，还要注意以下几点：绝对禁止他人在车内吸烟；尽可能避开交通堵塞；安装防晒窗帘以缓和阳光照射；孕妇很容易下肢水肿，尤其是长时间保持坐姿时，这时可以在脚下铺一块踏垫，以便脚胀时能将鞋脱掉或准备一双软拖鞋。

孕妇乘车宜用安全带

一些怀孕的女士担心乘车用安全带会在某种程度上伤害未出生的宝宝。而专业的汽车安全研究人员建议她们务必要系上安全带，即使在怀孕的后期也需要。目前，安全带仍然是保护孕妇和胎儿的最佳方法。

孕妇使用安全带的正确方法为：安全带斜角部分应该压过胸部的中间，并尽量靠近臀部的下方，而腿部安全带则必须在隆起的腹部下面跨过大腿，绝对不能系在肚子上，因为这样会伤害胎儿。最后一点特别重要，因为如果车辆发生碰撞，安全带会在腹部前部滑动，结果就会给母亲与胎儿都造成伤害。

不舒服是怀孕后期的女士使用安全带普遍存在的一个问题，

还有一些孕妇在使用安全带围住自己时感觉比较怕麻烦。安全专家建议，如果怀孕的女士发现不能用安全带围住自己，那就应该尽量避免乘车旅行。孕妇也应该避免在怀孕后期经常乘车，因为方向盘和安全气囊都有可能在交通事故中伤害到母亲与未出世的小宝宝。

孕妇可以同房吗

孕期节制性生活是孕期卫生保健的重要内容之一。妊娠头 3 个月，胎盘尚未形成，胚胎附着在子宫内并不牢固，所以妊娠头 3 个月内，最好不要同房。因为性交可以使盆腔充血、子宫收缩而诱发流产，尤其对曾有过流产史的孕妇来说，更应禁止性交。

在妊娠后期，尤其是怀孕 36 周以后，随时可能出现分娩征象，性生活时阴茎对子宫颈的刺激以及精液内的前列腺素造成子宫收缩，从而易引起早产、子宫出血或感染。

妊娠的其余月份是可以进行性生活的，但是性生活的频度和强度也要有所节制，以每周在 2 次以内为宜。且性生活前要认真进行局部的清洁卫生，避免因性交而诱发宫腔感染，危害母胎健康。性交体位宜取女方上位、前侧位为宜，以免造成对子宫的直接刺激。性生活中动作应避免剧烈而宜轻柔缓慢，以免动了"胎气"，刺激子宫诱发流产或早产。

此外，以往有流产、早产史，患有高血压、前置胎盘、胎膜早破、心脏病及身体健康状况较差的高龄孕妇，为了确保孩子的安全孕育，整个孕期均应避免过量性生活。

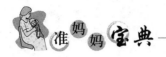

孕期亲密宜用安全套

妊娠 4 ～ 7 月时，进行性生活宜用安全套，以防精液流入阴道引起子宫收缩而导致流产。

精液中含大量前列腺素，性生活时可经阴道吸收，产生一系列反应。研究发现，如果女子没有受孕，前列腺素 E 可抑制子宫生理性收缩，使子宫松弛，以利于精子向输卵管移动，促进精卵结合。受孕妊娠期，前列腺素对子宫的作用将明显增强。有关资料证实，不管妊娠月份的长短，精液对子宫的收缩作用都显示增强了，由于精液中的前列腺素可使孕妇子宫发生强烈收缩，故在性交后不少孕妇可出现腹痛现象。如果性生活过于频繁，子宫经常处于收缩状态，就有发生流产的危险。

情绪与流产、难产有关

恐惧、惊慌、过于激动等情绪在一定的条件下可能成为流产的触发因素。例如一些孕妇与人吵架后，发生流产；有的孕妇在目睹车祸后，引起流产。这些心理因素可能会引起大脑皮质与皮质下中枢相互失调，自主神经系统的交感神经对孕妇子宫有促进收缩的作用，在某些情绪刺激下，引起子宫收缩，可能造成流产。自我暗示在习惯性流产中的触发作用更大，有的孕妇形成习惯性流产后，再次怀孕后，心里就会存在顾虑，担心再次流产。孕妇的这种自我暗示，成为习惯性流产重要的触发因素。

虽然分娩是一种自然的生理现象，但是对于孕妇来讲毕竟是一个较大的生理变化与心理刺激。据调查，产妇最怕的是分娩疼痛，其次是怕出血过多，再次是怕难产。临产前孕妇恐惧情绪可以通过中枢神经系统抑制子宫收缩造成宫缩无力，导致产程延长。情绪紧张会引起交感神经－肾上腺素系统兴奋，引起儿茶酚胺大量释放，使外周动脉阻力增加，血压增高，胎儿缺血缺氧，造成胎儿宫内窘迫。孕妇的情绪稳定程度是影响难产的一个重要因素。据研究，情绪不稳定的孕妇难产率高于情绪稳定的孕妇。情绪不稳定的孕妇，往往产程较长或伴有不规则的宫缩。

为了保证分娩时情绪稳定，在怀孕期间孕妇就应了解相关的分娩知识，这样就会明白各个产程的情况，消除对分娩的恐惧感，心中有数就能够积极配合医生，顺利进行分娩。

孕晚期怎样避免早产

到了孕晚期有些宝宝会提早降临人间，让妈妈措手不及，而孩子也因为在宫内生活的时间太短，体内脏器尚未长好。发育不成熟，出生后对外界的适应能力和抵抗力又很弱，有15%～20%的早产儿在出生后不久即死亡。即使存活，因先天不足，将有20%的孩子会留下智力问题、残疾和神经系统等后遗症，给父母和孩子都带来很大痛苦。为什么宝宝会如此匆忙地出生呢？孕妇又该如何避免早产呢？

1. 孕晚期的工作紧张及精神压力过大或有精神创伤等都会引起。

2. 长途旅游、孕晚期出差等应尽量避免。旅途的奔波、劳顿很容易诱发、刺激子宫收缩而导致早产。

3. 积极治疗妊娠并发症，如妊娠高血压综合征、肝内胆汁淤积症、胎膜早破致孕期的感染都会导致早产。

4. 妊娠期患有某些疾病也易致早产，需特别注意。心脏病、慢性肾炎、急慢性肾盂肾炎、病毒性肝炎、严重贫血等都要积极

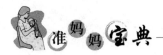

治疗。

5. 胎儿胎盘因素，如前置胎盘、胎盘早剥、胎盘功能不全、双胎、羊水过多等。

6. 双子宫、纵隔子宫等子宫畸形，妊娠合并子宫肌瘤和子宫内口松弛，都会引发早产。

孕晚期如出现早产的先兆，如阵发性腹部有胀痛感，就要卧床休息，采取左侧卧位可减少自发性宫缩，以增加子宫血液灌流量，改善胎盘功能。出现少量阴道流血则要及时找医生给予安胎治疗，抑制宫缩。尽可能让宝宝在妈妈的肚子里多住上些日子，等脏器发育完善，这样出生后的孩子存活率会提高许多，发病率和后遗症率就会显著降低。

儿童智力的发展始于予宫

心理学家在观察胎儿的活动及其对声音的反应后认为：由胎儿在子宫的活动状况就可预见他们将来在学校的优劣。

心理学家对怀孕24周的7个胎儿进行了相同的试验。进行试验时，声音或音乐是通过放在母亲腹部的耳机发出的。胎儿以活动或心脏搏动来表示自己对声音或音乐的反应，可是，当声音或音乐一再重复播放时，这种反应就停止了。这是因为胎儿已习惯了这种声音。

试验表明，在儿童早期阶段，女孩的智力优于男孩，这一现象早在他（她）们在子宫时就已表现出来。在怀孕24周的胎儿中，女胎比男胎吸收信息的能力要早两周。胎儿吸吮母亲的羊膜液，以发育他们的味觉和嗅觉。这对帮助婴儿辨认他们母亲的乳汁有重要的作用。

专家还指出，胎儿的活动受母亲活动的影响，这对胎儿肌肉、骨骼与关节的发育都至关重要。长年在办公室坐着不动的妇女，她们所生的儿童有可能发育不良。

孕妇多动脑　胎儿长心智

孕妇的思想活动对胎儿大脑发育的影响至关重要。母体与胎儿之间有着天然和密切的信息交流，胎儿虽小，却能感知母亲的思想。因此，妊娠期间，如果孕妇能在保护眼睛和保证休息的前提下，适量地读书学习，勤于动脑，保持旺盛的求知欲，对生活工作充满积极的热情和情趣，那么，胎儿也将能从母体获取到这些积极的信息，从而促进他的大脑成长发育，也会形成良好的进取向上的求知精神。

不要忽略胎儿的心理健康

忽略孕期胎儿的心理健康，有可能导致孩子心理问题产生。

专家指出，孕期胎儿心理健康的培养是至关重要的。如果女性在怀孕时，透露出对孩子的讨厌情绪，那么胎儿出生后，与母亲的感情将会明显疏远，甚至拒绝母乳喂养。

人的很多心理问题，其实在 3 岁之前就已经根植在心里了，孩子的心理健康培养，应该从零岁开始。

母腹内生活关乎胎儿一生健康

过去人们认为高血压、糖尿病、心脏病和中风是在成人期形成的。而英国的一位医学教授则指出，这些疾病和胎儿期的营养不良有关。对此的解释是，如果子宫内营养不足，胎儿就通过减

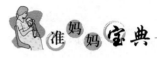

缓其细胞分裂速度予以适应，尤其是减缓那些尽力以最快速度生长的组织的细胞分裂速度。这意味着某些器官的细胞最终可能小于它们应该具有的理想形态。这样，在胎儿出生以后，就会生许多疾病。

孕妇莫忘数胎动

胎动是胎儿生命的最客观的体征之一，是胎儿给母亲发出的信号。胎动常常灵敏地反映胎儿的生命状况，孕妇应该掌握在正常情况下有什么感觉。由于某些病理情况和胎盘功能障碍等可导致胎儿的子宫内缺氧，胎儿生命受到威胁，胎动甚至比胎心更容易发生变化。所以，孕妇还应该知道什么是不正常的胎动，以便及时报告医生，得到及时的处理，以解胎儿之危机。

通常在妊娠 16 ~ 20 周，胎儿开始了能被母亲感知的明显的胎动。据产科专家观测，一般正常胎儿一小时胎动不少于 3 ~ 5 次，12 小时的胎动数约为 30 ~ 40 次以上。在妊娠 28 ~ 38 周，是胎动活跃的时期，以后有所减小。临近足月，胎动少是正常的，这可能与胎儿睡眠状态有关，胎儿愈成熟，似乎愈加嗜睡了。

妊娠月份、每日的时辰、羊水多少、孕妇姿势等，都可使胎动有所改变，这些变化都属于正常范围。但当胎盘功能发生障碍、脐带绕颈、孕妇用药、外界不良刺激等，则可引起不正常的胎动。

胎动的变化除次数以外，还表现在胎动的性质上。胎动类型很多，一般是蠕动状的，波涌样的，或有"拳打脚踢"，多绕身体纵轴左右转动，也可来个 90 度或 180 度转体。也有强烈的（或挣扎样的）、呃逆（打嗝）样的、推扭或"颤波"样的胎动，或可呈现孱弱胎动。强烈的、推扭样的胎动是胎儿窘迫的象征，而微弱的胎动乃是不祥之兆。

在一天中，胎动的活跃有两个高峰，一个在下午 7 时至 9 时，另一个在午夜 11 时至凌晨 1 时。早晨最少。孕妇不可能一天 24 小时始终观测胎动，可采取早、中、晚各测一小时的办法，然后再将 3 个小时的胎动数相加乘 4，就代表 12 小时的胎动数了。测时平息卧床，或半坐位，或用一手扶于腹上或潜心体会。可用一些小物件（棋子、纽扣等）计数，以免遗忘或数错。如果每日 3 次也做不到，可选择晚上临睡前固定时间（如 10 时）测定。若一小时胎动少于 3 次，则说明胎儿有危险。若大于或等于 30 次/12 小时为正常，若小于 30 次/12 小时为胎动减少。这时就应立即到当地医院作进一步的检查和治疗，以免发生胎死宫内等不幸事件。

在观测胎动时，要心境平和，居室安适。孕妇用巴比妥类药物及其他镇静剂，可抑制胎动，应该引起注意。

孕早期怎样证明胎儿正常

在怀孕早期想了解胚胎发育是否正常是可以做到的。首先应了解家族中是否有遗传性疾病史，是否孕前 3 个月口服了叶酸片以预防胎儿神经管发育畸形。孕早期可做 B 超检查，了解胚胎发育与停经月份是否一致。

怀孕 45～50 天做 B 超检查即可以看到胎儿的原始心脏搏动，如有家族遗传病史可以做绒毛染色体检查。即使早孕期检查正常，也并不能说明胎儿发育过程中就完全正常，胎儿的一些疾病可以发生在孕中期或孕晚期。所以整个孕期都要接受正规的检查和保健，才可孕育出正常的宝宝。

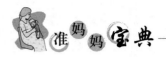

孕妇勤打扮胎儿可受益

最新的研究结果表明，打扮也是胎教的一种。当然，这里所说的打扮并不是单纯地多换几套孕妇服。它们内容包括：

1. 勤洗澡

妊娠时，汗水等分泌物增多，要经常洗澡。洗澡的另一个作用是浴盆中水的浮力可抵消部分身体重量，使日益变沉的身子轻松一下。

2. 淡化妆

怀孕期间，由于激素和精神的影响，皮肤产生了一些微妙的变化，所以要经常洗脸，补充必要的水分和油脂。面部要淡妆，要注意的是选用无香料低酒精的化妆品。

3. 多梳头

选择梳洗方便的发型，而且要多梳，以保持毛发的健康。

4. 严护肤

用护肤霜涂擦皮肤，避免受到阳光直射。护肤霜应选用有光泽的健康色。

孕妇不必频繁测胎心

因担心胎儿健康状况，很多孕妇将市面上出售的多普勒胎心仪买回家，频繁听胎心。专家指出，这种做法只会徒增孕妇的焦虑心情，不利于孕妇孕期健康。

虽然胎心率每分钟 120 ~ 160 次为正常，但有的孕妇血氧储备能力好，胎心率会暂时升高然后再恢复正常，这是胎儿在神经系统发育过程中的正常反应。而孕妇看到胎心率不在正常范围便会不自觉地紧张，孕妇紧张又会引起胎儿躁动，导致胎心率上升，经常如此还会增加胎儿宫内缺氧的可能。

孕妇打鼾胎儿会缺氧

澳大利亚的一项研究发现，孕妇打鼾时，可能出现呼吸暂停现象，会导致血压上升，阻止血液从胎盘流向胎儿。除孕妇可能会因而有中风或心脏病发生的危险之外，也可能引致胎儿缺氧，妨碍发育。

麻将声声害胎儿

专家认为，悲壮、激烈、亢奋的音乐会影响胎儿的正常发育，严重的会造成婴儿畸形或闭锁心理。如听麻将声那样的"胎教"，只能把孕妇打麻将的紧张情绪传给胎儿，严重危害胎儿健康。

宫内胎儿十二怕

胎儿生活在母体内的"宫殿"里，看来十分舒适、安全和快乐，其实不然，他们也有自己的"怕"。

1. 怕妈妈挑食、偏食或节食

不少青年妇女平时吃东西"口娇"，挑肥拣瘦，或有偏食的坏习惯，怀孕之后加上妊娠反应，吃东西越发挑剔。还有些孕妇片面追求体型美，甚至有意节食少吃。这样一来可苦了胎儿，他们正在迅速长发育，需要充足的营养供应，其中最容易缺的是优质蛋白、钙、铁等矿物质和一些微量元素。严重缺乏会给胎儿带来

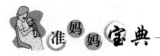

灾难，不仅发育受影响，引起体重过低，还容易导致畸形和早产。

2. 怕妈妈贪吃

有些孕妇误以为妊娠后吃得越多越好对胎儿越有益，就不停嘴地吃，这也苦了胎儿，因为孕妇贪吃不仅会引起自己肥胖，还会使胎儿长得过快、过大，给将来分娩带来困难。

3. 怕强光

当母腹处于强光照射时，大部分胎儿都会微微侧过脸，以躲避强烈的光线。

4. 怕噪声

如果母亲处于过分嘈杂的环境中，受到干扰的胎儿会频频蹬脚以示反感。

5. 怕妈妈生病

孕妇一人生病，母子两人受害，尤其是孕妇患风疹、病毒性肝炎、巨细胞病毒感染、肾炎等疾病，会导致流产、早产、死胎及胎儿畸形。

6. 怕妈妈滥用药物

许多药物经妈妈血液进入胎儿体内，会对胎儿造成不同程度的损害，甚至引起胎儿畸形。

7. 怕妈妈心情不畅

如果孕妇长期精神忧虑、苦闷，不仅对胎儿发育不利，而且还可影响到胎儿出生后生理、心理及智力的发育，也可给胎儿出生后带来遗传焦虑。

8. 怕妈妈酗酒

酒精会通过母血进入胎儿体内，对胎儿造成损害，甚至引起早产、流产、死胎和畸形，还会影响孩子出生后的智力发育。

9. 怕妈妈吸烟

孕妇吸烟除影响自身健康外，烟雾中的有害物质还可通过血液进入胎盘，祸及胎儿，易造成早产、流产、死胎、畸形及各种围产期并发症。

10. 怕妈妈接受 X 线检查

孕妇轻易接受 X 线检查，不仅对自身有危害，而且由于 X 线的"电离作用"和"生物效应"，可引起胎儿一系列的反应，导致流产、早产、死胎和畸形。

11. 怕妈妈性生活不节制

孕妇在孕早期（头 3 个月）和孕晚期（后 3 个月，特别是临产前 1 个月）如果性生活不节制，可引起流产、早产或宫内感染。

12. 怕妈妈不按时做产前检查

孕妇只有按时检查，才能发现自身及胎儿的异常，及时采取有效措施。

母胖 ≠ 儿壮

妇女怀孕后，其膳食会受到超常的重视。许多人有"母胖儿壮"的片面认识，因此，好些孕妇会强迫自己多吃，使自己变胖。然而，母亲胖了，孩子是变大、变重了，但并不强壮。

妇女孕期的超热量进食，不仅使孕妇体重过胖，而且导致胎儿的脂肪细胞分裂加速，脂肪细胞明显地多于正常的胎儿，脂肪转化速度加快，使正常胎儿变成肥胖的巨大胎儿，成为先天性肥胖队伍的新成员，为孩子的健康埋下隐患。为了孕妇和孩子的健康，正确的做法应当是摄入适量的、营养充足且均衡的膳食，同时补充有利于促进身体脂肪代谢和分解的营养素，这对于防止孕妇及胎儿发胖大有裨益。

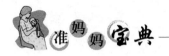

母亲超重对胎儿不利

美国科学家通过对 2 万多名足月婴儿进行研究后发现，怀孕期间体重增加过多的孕妇，其婴儿患癫痫、低血糖和胎粪吸入综合征的几率更高，并且婴儿出生时体型可能会更小。

更为不利的是，怀孕前就存在肥胖症的妇女，其患糖尿病或妊娠期合并糖尿病的几率增多，后者会引起母体一系列的营养和代谢紊乱，而这些变化可以通过胎儿和母体间的血液循环影响到他们的生长和生育。相关的临床资料显示，糖尿病会使巨大胎儿和畸形胎儿的发生率增高，其中先天性心脏畸形最为常见。

新生儿并非越大越好

婴儿生下时的体重，并不是越重越好。我国足月婴儿的体重，应在 3 ~ 3.3 千克，这样的体重对我国一般妇女的骨盆是合适的。如过大就会头盆不称，造成分娩困难，或由于儿头过度挤压变形，或产程延长，给胎儿带来不利，如出现窒息、颅内出血等并发症，甚至带来一生痛苦。妈妈则因孩子太大，影响子宫收缩，出血较多，产后恢复变慢。因此，怀孕期间，要使孩子长得结实，但又不能太胖，一定要合理安排饮食与活动。

孕妇职业可能决定胎儿性别

英国的一项学术报告称，从事如工程师之类的男性化职业的孕妇，生产男孩的几率大大增加。

如果从事教师或护士等女性化职业，那么婴儿的性别是女性的几率大大增加。

这项研究的带头人发现，在从事工程师等男性化职业的人群中，生男生女的比例为140∶100，在从事护士等女性化职业的人群中，这一比例变为100∶135。

报告推测，物理学家与数学家的后代最有可能是男孩，而临床医学家与脱口秀主持人生女孩的可能性超过50%。

胎教的作用

胎儿在母体内十个月的生命过程中，绝不是只顾长成形体的寄生物，他（她）还要建立感觉功能，这是意识的基础。因此，父母，特别是母亲要认真地把"腹中人"当做"腹外人"来对待。腹腔、子宫不过是孩子的襁褓和摇篮，它们都不能完全阻断胎儿感觉和认识外界环境。

现代医学、生物学、遗传学、优生学的大量研究表明，胎教是有科学根据的。在胚胎发育到4周时，胎儿的神经系统开始形成，6~7个月时，胎儿的大脑已经基本上具有皮质结构和沟回，各种感觉、听觉器官逐渐形成。因此胎儿是有感觉、听觉的，甚至有人认为胎儿是有记忆的。

胎儿对来自母体内外的各种刺激能做出不同的反应。胎儿能够听到母亲心脏的跳动声、肠蠕动声、子宫的血流声以及母亲说话、唱歌的声音。外界噪音的刺激能引起胎儿不安的反应，如胎心率加快、胎动剧烈甚至处于窘迫状态，而悠扬动听的音乐则能使胎动柔和而有节奏。

有人发现，把孕妇心音录下来，待胎儿出生后放给他（她）听，如果婴儿正在啼哭的话，这录音可使他（她）安静下来。这说明胎儿在子宫里喜欢听这声音，因此出生后这同样的声音会

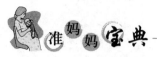

起到安抚的作用。由此可见，胎儿是经常受到孕妇子宫内环境的影响，而且在生理上是同母亲保持着密切联系的。

现代研究证实，胎儿与母体之间确实存在着一套双向的信息传递系统，以生理的信息传递、行为的信息传递、"超感知觉"的信息传递三种方式进行。胎教能对胎儿的大脑发育给予良好的刺激，使其潜在的意识发育得更好。

胎教需要循序渐进

胎教应该根据胎儿生理发育的特点逐步进行。孕4个月前做好胎教的准备工作。孕4个月起，按孕妇作息时间安排胎教，最好在早上起床后、晚上临睡前进行。孕4~5个月，可进行音乐胎教，每日2次，每次3~5分钟。孕5~7个月时，可用两首音乐交替轮流播放，父母还可以对胎儿讲话或歌唱，每日2次，每次5分钟。怀孕7个月后可以正规上课，先抚摸胎儿，也可用手轻压胎儿肢体或轻拍胎儿，告诉胎儿开始上课，每日3次，每次5~10分钟。早上讲故事或唱歌；午睡后或下班后听音乐；晚上临睡前进行音乐训练和文字训练。

胎教的三个阶段

胎教一般分为三期：妊娠早期胎教（又称胎儿美丽期胎教）、妊娠中期胎教（又称胎儿聪明期胎教）和妊娠晚期胎教（又称婴儿健康期胎教）。

1. 早期胎教

时限为受孕至3个月末。孕妇要稳定情绪，精神愉快，尽量排除干扰。不去舞厅，不看或少看刺激强烈的影、视、书、画，少到人员拥挤的地方。可以有目的地多欣赏健康的文学艺术作品，多到风景优美的地方散步。孕妇可取优美的挂图、雕塑等人像或夫妇一方之优点，常加思念，使之达到日有所思、像有所成的"外象内感"的目的。

2. 中期胎教

时限从受孕 3 个月至 6 个月。孕妇应言谈举止轻松温柔，唱些简短优美的儿歌，或朗诵诗歌，或听古今中外名曲，可把微型耳机置小腹部。从受孕 5 个月开始可增加抚摸法，即平躺床上，尽量放松腹部，双手放在腹部顺一个方向轻轻抚摸胎儿。或轻压、轻敲、轻摇、轻划胎儿，每次 5 分钟，每天最好 1～2 次，睡前与起床前最为理想。做时轻轻拍打肚皮，待胎儿踢时再拍，也可改拍另部位，胎儿会相应地"应答"。妈妈可以用简易的纸筒对着肚皮说话，如"喂！我的宝宝，我是你的妈妈"等。这样既可培养胎儿的反应力，又可增加其日后的语言、音乐、体育等能力。

3. 晚期胎教

时限是妊娠 7 个月至出生前。此时，可常常散步，精神应饱满，身体需强健，要增强做母亲的信心，既要保证营养，又需防胎儿长得过大，以便胎儿顺利娩出。

上述各期并非截然分开，各种方法交替或混合做，也可能获得较佳效果。

形形色色的胎教

1. 寓说于唱

美国产前心理学会专家认为，孕期母亲经常唱歌，对胎儿相当于一种"产前免疫"，可为其提供重要的记忆印象，不仅有助

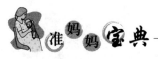

于胎儿体格生长，也有益于智力发育。

俄罗斯的专家鼓励和倡导准妈妈改变传统音乐胎教形式，自己唱歌给宝宝听。这样可以把与胎儿交谈同音乐胎教的长处结合起来，寓教于唱地与胎儿沟通，促使其在发育过程中产生积极的心理变化。

据悉，专家针对孕妇的特点设计制作了准妈妈之歌。歌曲韵律大多取材于一些俄罗斯著名诗人充满童真的诗歌，歌词中既有类似"世上只有妈妈好"的内容，也包括了小朋友做游戏的情节，以及天气、四季和动植物知识。

目前，这种胎教的效果超出预期，经"歌唱胎教"的胎儿在妈妈腹中始终发育健康。出生后，这些婴儿开始转头、翻身、坐、立、行走、说话的时间均早于未受训的宝宝，且前者1岁以内的患病率明显比后者低。

2. 斯塞迪克胎教

美国俄亥俄州有一对传奇夫妇，他们的4个女儿智商均达到160以上。他们将这一"奇迹"归功于胎教。

（1）经常用悦耳欢快的声音唱歌给胎儿听。

（2）多听旋律优美、节奏明快的音乐或歌曲，将幸福与爱的感觉传递给胎儿。

（3）随时与胎儿交谈。从早上到晚上的一切事情，一天里在做着什么，想着什么，都跟胎儿说。

（4）讲故事给胎儿听。讲给胎儿听时，自己必须先了解故事的内容，然后用丰富的想像力，把故事讲给胎儿听。

（5）多外出散步，增长见识。散步时，无论看到什么，如车辆、商品、行人、植物，都可以将它们变成有趣的话题，细致地描述给胎儿听。

（6）宝宝出生后，最好把胎教用过的东西，放在婴儿的面前，这样，婴儿会慢慢回忆起以前学过的东西。

3. 语言训练

据说，受过美国凡德卡胎教学校语言训练的胎儿是很神奇的，在出生时大脑中约记有 50 个单词，有些胎儿在出生后两周就说："哦哦"、"爸爸"等。

用父母充满爱的话语刺激胎儿的听觉和语言中枢神经，可使大脑发育得早，发育得快，发育得好。

培养胎儿语言能力的捷径，便是在胎儿期对宝宝进行语言诱导。这种诱导包括两个方面的内容，即日常性的语言诱导和系统性的语言诱导。

日常性的语言诱导，指的是父母经常对胎儿讲一些日常用语；系统性的语言诱导，指的是有选择、有层次地给胎儿听一些简易的儿歌等。

4. 踢肚游戏

美国育儿专家提出一种"踢肚游戏"胎教法，即怀孕 5 个月的孕妇，当胎儿踢肚子时，母亲轻轻拍打被踢的部位，等待第二次踢肚。一般一两分钟后，胎儿会再踢，这时再轻拍几下，接着停下来。如果你拍的地方改变了，胎儿会向你改变的地方再踢，但要注意改拍的位置不要过远。此游戏可每天进行两次，每次数分钟。

无论是在中国还是国外，胎教的方法都有很多种。总之，应选择和胎儿最易沟通的胎教方式，以保证宝宝的健康发育和成长。

怎样进行抚摸胎教

通过父母的肢体接触，把爱的信息传递给胎儿，刺激其大脑

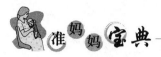

发育。抚摸次数越多，越有利于胎儿产生记忆，从而起到开发智力的作用。具体做法是：孕妇仰卧在床上，全身放松，用手来回在腹部抚摸胎儿，每天做 2～4 次，每次 5 分钟。一边抚摸，一边与胎儿讲话，以增加母亲对胎儿的关心和爱护。未来的父亲也应该抚摸胎儿，并告诉胎儿是父亲在抚摸。

怎样进行语言胎教

孕妇怀孕后期，胎儿已具备了听觉和感觉能力，对父母的语言会表现出一定的反应。胎儿不断接受语言信息，其空白的大脑增加了语言的痕迹，它不但可以刺激胎儿大脑的发育，而且可使孕妇进入宁静和愉快的状态。

这样做的最佳时间是傍晚时分。因为在下午 5 点左右，胎儿通常处于一个清醒的阶段。如果此时准妈妈们能非常舒服地放松上身，就能给小宝宝更多的能量，而且这种姿势能使胎盘的血液循环得更畅通。为此，准妈妈在傍晚时，最好脱掉鞋子，倚靠在沙发上，闭上眼睛，轻轻地唱唱歌，小声地与宝宝说说话，或者和他做游戏。这时宝宝对交流的反应速度是平时的两倍。

怎样进行音乐胎教

胎儿在母亲腹中长到 4 个月大时就有了听力，长到 6 个月大时，胎儿的听力就发育得接近成人了。这时进行音乐胎教对胎儿的智力开发有特殊的作用，它是孕妇与胎儿建立感情联系的纽带。舒缓、动听、悦耳的轻音乐，能使母亲得到美的享受，给胎儿以安宁感，可使胎儿心跳平稳，对大脑发育是个良好的刺激。医学工作者提出，优美健康的音乐，能促进孕妇分泌酶和乙酰胆碱等物质，能调节孕妇血流量，使神经系统兴奋，从而改善胎盘供血状况，促进胎儿发育。

但许多孕妇在进行胎教时，直接把录音机、收音机等放在肚皮上，让胎儿自己听音乐，这是不正确的。因为此时胎儿的耳蜗发育虽然趋于成熟，但是内耳基底膜上面的短纤维极为娇嫩，如果让胎儿听了不合格的胎教音乐磁带，尤其是音频高达 4000 ~ 5000 赫兹的胎教音乐，乐声变成了噪声，对胎儿是种恶性刺激。严重的，孩子出生后将丧失听力。

正确的音乐胎教方式是孕妇距离音源 1 米左右，间接让胎儿"感受"音乐。另外，孕妇最好不要听摇滚乐，也不要听一些低沉的音乐，可多听一些优美舒缓的乐曲，如圆舞曲、生命交响曲等，每天听 1 ~ 2 次，每次听 10 ~ 20 分钟，这样对孕妇对胎儿都有好处。

优美音乐并非都适合胎教

理查德·克莱德曼的一些钢琴曲虽然好听，但不适宜作胎教音乐。因为，作为胎教音乐，要求在频率、节奏、力度和频响范围等方面，应尽可能与宫内胎音合拍。若频率过高会损害胎儿内耳耳蜗基底膜，使其出生后听不到高频声音；节奏过强、力度过大的音乐，会导致听力下降。因此，选择胎教音乐，应先经医学、声学专家测试，要符合听觉生理学的要求。在选购胎教磁带时，不是听一听音乐是否好听，而是看它是否经过了医学、声学的测试。只有完全符合听觉生理要求的胎教音乐，才能真正起到开发智力、促进健康的作用。

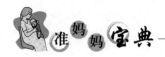

孕妇唱歌惠及胎儿

人人都知道唱歌有益健康，对孕妇和胎儿来说，也是如此。俄罗斯新医学产科医院组织孕妇定期进行大合唱。实践证明，这一做法有益于胎儿和新生儿的机体和智力发育。

医学胎教专家认为，孕妇在唱歌和朗诵诗词时，腹中胎儿也会学着"唱歌"和"吟诗"。这能刺激胎儿及其细胞的生长，提高其运动的活力，改善母体胎盘血液循环，从而降低宫内感染和预防胎儿窒息及缺氧症的发生。

新医学产科医院很早以前就提倡孕妇参加大合唱，也可以家庭为单位进行合唱，歌曲有摇篮曲等。

科学家们通过对已降生的近 50 名新生儿的检测表明，他们的身体健康程度和智力水平等许多方面的指数，均超过在出生前未曾接受音乐熏陶的同月龄的新生儿。

孕妇的情绪与胎教

孕妇的情绪可影响胎儿生长发育，长期焦虑不安、惊恐可使胎儿生后形成不稳定的性格。怀孕 7~10 周，孕妇过度不安易导致自然流产。国外一个研究机构观测发现，当母亲情绪不安时，胎动即明显增加，最高时可达平常的 10 倍。如果胎儿长期不安，体力消耗过多，出生时体重往往比一般婴儿轻 1~2 磅。不仅如此，孕妇情绪不安还能影响胎儿的智力。1976 年的唐山大地震发生后 10 年，人们发现震灾组儿童平均智商为 81.7，大大低于对照组的 93.1。

许多研究还发现，孕妇在妊娠期间，可以把她所想所听以至梦中的感觉转变成内环境的变化信息，在不知不觉中传给胎儿。恶劣的情绪会给胎儿带来不良影响。研究证实，多动症患儿在胚胎期，母亲都曾有过较大情绪波动和心理困扰的过程。

实际上，我们平时所宣传的很多胎教方法，如听古典音乐，在绿林中悠闲地散步，读一些消遣小说等，归根结底也是为了让孕妇有个宁静的心态。日本著名医学家野末源一博士认为，所谓的胎教，充其量不过是为了消除母亲的紧张感，仅此而已。

只有情绪稳定的孕妇，才有可能生育一个才智不凡的孩子。

那么，准妈妈们应该怎样调整自己的情绪呢？

1. 把生活环境布置得整洁、美观、赏心悦目，多欣赏花卉、盆景、美术作品和大自然美好的景色，多到野外呼吸新鲜空气。

2. 应胸怀宽广，乐观豁达，避免烦恼、惊恐和忧虑。

3. 常听优美的音乐，常读诗歌、童话和科学育儿书刊。不看恐怖、紧张的电视、电影、录像和小说。

4. 饮食、起居要有规律，按时作息，适当劳动和锻炼。衣着打扮、梳洗美容应考虑有利于胎儿和自身健康。

哪些孕妇易怀畸形儿

造成胎儿畸形的原因主要有两种，一种是遗传基因缺陷导致胎儿畸形，另一种是非遗传性基因缺陷导致胎儿畸形。后一种往往是由于孕妇在怀孕期间对致畸因素忽视所致。主要因素包括：

1. 年龄在 35 岁以上的孕妇。因卵子老化，染色体容易发生突变，生产胎儿先天性畸形或先天愚型儿的危险性较大。

2. 曾生过无脑儿、脊柱裂或其他畸形胎儿的妇女。再次怀孕后，应进行产前检查和遗传咨询。

3. 有习惯性流产、多次胎死宫内的妇女。再次怀孕后，要

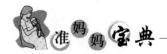

进行相关项目检查。

4. 家族中有先天性代谢性疾病的患者，或孕妇本人曾生育过代谢性疾病患儿。

5. 夫妇双方均为同一种地中海贫血患者。

6. 怀孕早期，曾患过风疹病毒、巨细胞病毒等病毒感染的孕妇。因感染后易使胎儿发生畸形，皆应做相关的检查。

7. 孕前及孕期饲养宠物并经常接触宠物的孕妇。宠物尤其是猫，是弓形虫病的传染源，孕妇感染后生下的婴儿可能患有脑积水、脑钙化、先天性失明等畸形。

8. 孕早期曾服用可能致胎儿畸形的药物，或接受过放射线诊断或治疗的孕妇。

9. 吸烟饮酒孕妇。妊娠早期大量吸烟及酗酒，其子女唇裂的发生率比无烟酒嗜好的妇女要高。

10. 孕期过度精神紧张。孕妇情绪紧张时，肾上腺皮质激素分泌增多，这种激素可能影响胚胎发育，如果发生在妊娠期间的前3个月，容易造成胎儿唇裂或腭裂等畸形。

凡具有上述情况之一的孕妇在怀孕4~6个月时，都应进行产前检查和遗传咨询，并进行相关的产前诊断。

孕妇吸烟可致婴儿猝死增加

孕妇吸烟，虽不至于直接引起婴儿猝死综合征发生，但研究表明可增加其发生率。母亲在妊娠期及哺乳期的主动或被动吸烟均可使下一代暴露在尼古丁危害中。

进一步的研究揭示，尼古丁是较强的血管收缩剂，可降低胎儿血液供给量，致胎儿相对缺血缺氧，影响脑干的发育。而脑干控制苏醒反应，协调心肺功能整合。若母亲在孕期或哺乳期吸烟，可使婴儿听觉唤醒阈值升高，增加婴儿自主苏醒难度，还可减弱婴儿对低氧的应激反应，低氧状态时呼吸驱动能力下降，通气反应迟钝。这样，尼古丁使得婴儿不能从睡眠状态下尽快苏醒，使得自我保护能力下降，最终致婴儿猝死综合征发生机会增加。

孕妇吸烟可致新生儿哮喘

英国科学家发现，过敏性哮喘和其他喘息性疾病的病因早在婴儿出生之前就存在于娘胎里。这是因母亲在怀孕期吸烟所引起的。

英国皇家儿童医院一位博士最近报告说，一些新生儿肺及气管发育不充分，结果影响肺功能，因而就很有可能发生喘息性疾病。

一项调查结果证实，这些肺及气管发育不全的婴儿的母亲们，多在孕期吸烟。

孕后3个月的胎儿已开始发育肺及气管。有证据表明，如果这期间母亲吸烟就会阻碍胎儿肺脏的发育。

孕妇吸烟可致新生儿先天性肢端缺损

匈牙利的专家们新近发现，孕妇吸烟可引起许多新生儿先天性肢端缺损。他们将537例先天性肢端缺损婴儿母亲的孕期吸烟率与597例正常婴儿母亲的孕期吸烟率相比，发现前者吸烟率比后者高60%。

专家认为这是由于烟草中的尼古丁刺激血管收缩，减少了胎儿在发育中肢端的血液供应所致。

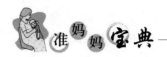

孕妇吸烟所生孩子易患多动症

国外一项最新的调查表明，在怀孕期间吸烟的妇女生的孩子易患多动症。

调查发现，在怀孕期间吸烟的妇女生的孩子，尤其是男孩子，在成长到入学年龄后容易表现出注意力分散和过分活跃的症状。遗传因素和外界环境也会引起这些症状。但是，怀孕妇女如果能改变她们的生活方式，就会减少儿童患多动症的几率。

孕妇吸烟易生"暴力孩子"

德国国家癌症研究中心最近公布的一系列研究结果表明，有吸烟嗜好的母亲所生的孩子更难管教，成年后更具有暴力倾向，与不吸烟母亲所生孩子相比，那些吸烟母亲的后代具"不良行为特质"的可能性将高达15倍。不良行为具体包括过激行为、冒险和好斗。

孕妇吸烟殃及孙辈

最新的研究发现，孕妇吸烟所带来的不良影响可能比此前人们认为的要深远得多。科学家已经发现，与怀孕的时候一根烟都不抽的女性相比，在孕期抽烟的女性，她的孙辈患儿童哮喘的可能性更大。

如果女性在怀孕的时候抽烟，她们的孩子患哮喘的可能性是不吸烟女性的孩子的1.5倍。如果妈妈和外祖母在怀孕期间都吸烟，这个风险将会是常人的2.6倍。就算妈妈在怀孕的时候不吸烟，如果外祖母在怀孕的时候抽烟，孩子患哮喘的可能性也是常人的近两倍。

孕妇被动吸烟对胎儿有三害

孕妇被动吸烟对胎儿有三大危害：

1. 影响胎儿生长发育

孕妇被动吸烟使大量尼古丁、一氧化碳、镉等有毒物质进入体内血液，可使胎盘血流量减少，致使胎儿营养不良，发育迟缓。孕妇被动吸烟，即使胎儿安全出生，出生后亦会诱发支气管炎及高血压。

2. 影响智商

孕妇被动吸烟，烟雾中的有毒物质如丙烯酸、氢氰酸、苯并芘等进入胎盘，破坏胎盘的功能，特别是进入胎儿大脑，使脑细胞受损与缺氧，大脑发育不全，胎儿出生后可能智商低下。

3. 影响胎儿视力

因烟雾中有害成分严重影响胎儿对 B 族维生素的吸收，易致视神经炎、弱视及视力障碍等。

怀孕后戒烟有利胎儿健康

吸烟不仅使男女生殖能力减弱，而且能导致新生儿体重降低、胎儿残废及畸形。吸烟对孕妇的主要影响是容易发生前置胎盘及胎盘早剥。统计资料显示，女性过量吸烟（每天 20 支），孕期胎盘早剥及胎膜早破均有明显增加。如果每天吸烟超过 30 支，胎儿畸形发生率明显增加。即使孕妇不吸烟，而丈夫及其家人吸烟，使孕妇长期处于烟雾缭绕之中，也有害于孕妇及胎儿的健康。

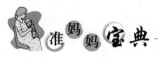

怀孕后戒烟虽然迟了些，但一般对胎儿及孕妇不会再有影响。不过仍需定期 B 超监测，以防畸形发生。

择期生子要不得

专家指出，择期择时生产对产妇和新生儿的健康都有害无益。因其与"瓜熟蒂落"的自然生产时间不同时，提前生产可能影响孩子呼吸系统发育，拖后几个小时生产则可能造成孩子缺氧、窒息等现象，从而引起各种疾病。对产妇而言，在宫缩发动前就进行剖腹手术，可能造成子宫复旧不全、产后出血等各种疾病。另外，很多家庭将剖宫产时间选在深夜，这时医院的很多科室都只有值班人员，如果出现危险，综合抢救能力与白天相差很多。因此，不顺应自然而择期择时剖宫产，很可能没有带来好运，反而事与愿违，造成对母子健康的损害。

孕妇产前多饮水

有的孕妇十月怀胎一切顺利，却在分娩之际，由于羊水过少而造成滞产、难产，以至于胎儿宫内窒息，甚至造成死亡。

以往对羊水量过少的处理一直是在临产时进行的，即羊膜腔羊水输注术，其操作复杂，易增加感染的危险性。近年来国内有关妇产科医师对羊水过少的孕妇产前采用饮水疗法，也就是在妊娠晚期的孕妇 2 小时饮水 1500～2000 毫升，这样在增加孕妇体内水量的同时，也有效地增加了羊水量，改善了子宫及胎盘的血液灌注量，增加了胎儿脐血流量，使胎儿在宫内的环境极大改善，因而也就提高了分娩质量和胎儿存活率。这种方法安全、简便、有效，已得到了专家的肯定。

其实，不但羊水量过少的孕妇应于产前饮水，即便正常羊水量的孕妇也要注意于产前适量多饮水，以便为胎儿提供一个更加良好的宫内环境，保证分娩顺利进行。

孕妇临产莫紧张

现代医学研究发现，有紧张、恐惧情绪的孕妇，其难产率明显高于情绪稳定者。忧虑、恐惧、紧张等不良情绪均会造成产妇大脑皮质功能紊乱，促使子宫收缩不协调，宫口不开，产程延长。另一方面，情绪紧张可以使交感神经兴奋，引起儿茶酚胺大量释放，使外周动脉阻力增加，血压增高，胎儿缺血、缺氧，造成胎儿宫内窘迫，甚至缺氧窒息而致脑瘫的严重后果。

足月妊娠分娩乃"瓜熟蒂落，水到渠成"，不必惊慌忙乱。临产前产妇应做好思想准备，从容不迫。清代医家亟斋居士的胎产专书《达生篇》中总结了临产"六字真言"："睡、忍痛、慢临盆"，至今仍有较大的指导意义。睡，意思是告诉孕妇开始有欲产之意时，应安定精神，睡眠充足，以保持体力。忍痛，是说要忍住坠痛，切忌妄自用力，或揉腰擦肚，哭闹叫唤，产妇的身躯不可左右摆扭或伸屈不定，以免阻碍胎儿顺产。慢临盆，即从容临盆，切忌过早用力，惊慌急躁，要心平气和，等待时机成熟时再配合用力，达到自然分娩。总之，产妇要解除思想顾虑，消除紧张情绪，多进饮食，适宜休息，保持精力充沛，排空膀胱，学会用力，完全不必担心、焦虑或恐惧。

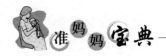
孕妇的饮食与运动

孕妇从第 13 周开始要增加营养

孕妇的膳食应注意，自妊娠第 4 个月起，要增加鱼、肉、蛋、奶、海产品的摄入。

我国推荐的膳食营养素供给量中规定，孕中期能量每日增加 200 千卡，蛋白质 4~6 个月时增加 25 克，钙增加至 1500 毫克，铁增加至 28 毫克，其他营养素如碘、锌及维生素 A、D、E、B_1、B_2、C 等也相应增加。膳食中应增加鱼、肉、蛋等富含优质蛋白的动物性食物，含钙丰富的奶类食物，含无机盐和维生素丰富的蔬菜、水果等。蔬菜、水果还富含膳食纤维，可促进肠蠕动，防止孕妇便秘。

妊娠早期的膳食营养

妊娠早期饮食安排应注意含优质蛋白的食物、富含无机盐、维生素食物以及易于消化吸收的谷类食物的摄入。

1. 孕早期膳食构成

每日摄入食物量为：主粮 200~250 克，杂粮 25~50 克，蛋类 50 克，牛奶 250 克，动物类食品 150~200 克，蔬菜 200~400 克，水果 50~100 克，植物油 20 克。

2. 不喝或少喝酒精饮料

长期饮酒或饮含酒精的饮料会影响母体健康和胚胎发育。

3. 食物清淡爽口、烹调多样化

根据孕妇的不同情况和嗜好，选择不同的原料和烹调方法。呕吐严重、有脱水的孕妇要选择水分多的食品，如各种水果、西瓜、新鲜蔬菜。有的孕妇会有酸味、辣味和其他味道嗜好，烹调食物时可选用少量香辛料，如姜、辣椒等，使食物略有刺激味，增加食欲。适量冷食也是孕早期理想食品，因冷食比热食气味小，并有抑制胃黏膜病态性兴奋的效果，所以许多食品可晾凉后吃，冷饮也可适量摄入。

4. 食物容易消化

烤面包、馒头、蛋糕、饼干、大米或小米稀饭等食物容易消化，在胃内存留时间短，食用这类食物可减少呕吐发生的可能。

5. 每日要少食多餐

进餐时间不必严格规定。吃饭时要细嚼慢咽，饭后可躺下稍息。餐时少喝汤类，而在两餐间喝水或饮料。早晨起床前吃少量食品对减轻恶心、呕吐也有帮助。

妊娠中期的膳食营养

怀孕5~7月之间为妊娠中期。妊娠中期的饮食对胎儿的健康发育非常重要。有关专家指出，妊娠中期的饮食应注意以下几点：

1. 要增加动物性蛋白质

在没有怀孕时每天摄取60克就足够，而妊娠后，必须每天增加到80克。蛋白质不足，不仅胎儿发育不好，也容易发生妊娠高血压综合征和妊娠贫血。在蛋白质中，鱼、肉、蛋类等动物蛋白质营养高。

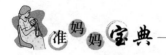

2. 多摄取植物性脂肪

多摄入植物性脂肪对促进胎儿发育与预防妊娠高血压综合征都有效果。动物性脂肪不能通过胎盘，因而对胎儿没有营养作用，且有可能引起母体动脉硬化，并成为肥胖的原因。

3. 不要过多地摄取糖类

不仅甜东西，含盐的糕点也有糖类，主食全部为糖类，妊娠中吃的零食也含有糖类，所以要减少主食及零食的摄取，糖类是造成肥胖的原因。

4. 适当地限制盐

盐是导致高血压和浮肿的原因，减少盐就可以在某种程度上预防妊娠高血压综合征。但如果突然减少盐，可导致吃饭不香，因此要逐渐减少，使味觉习惯。

5. 多吃含铁和钙的食物

铁和钙都是胎儿发育不可缺少的。肝、肉、蛋黄、贝类、海藻等都含有大量的铁。小鱼、蛋黄、牛奶、奶酪、大豆中则含有大量的钙。

临产妇的膳食营养

分娩本身是一种强体力劳动，加之在生产时，产妇精神紧张，能量消耗很大。尤其是初产妇，在临产时，由于阵发性的子宫收缩、腹痛、下坠，往往有恐惧心理，影响其食欲。如果这时不能很好进食，就将缺乏能量的补充，影响产程的进展，甚至由于子宫收缩无力形成滞产。所以，临产妇的饮食是很重要的。进食一些富于营养易于消化的高蛋白、高热量、高维生素的饮食为宜，如牛奶、蛋类食品、瘦肉、鱼、肝、豆制品、巧克力等，以保证能量的供给。

孕妇最佳食品

1. 最佳保胎蔬菜

蔬菜是孕妇的必吃食品之一，尤其是菠菜。菠菜含有丰富的叶酸，每 100 克菠菜的叶酸含量高达 50 微克，名列蔬菜榜首。叶酸的最大功能在于保护胎儿免受脊髓分裂、脑积水等神经系统畸形之害。怀孕 2 个月内应多吃菠菜或服用叶酸片。

2. 最佳饮料

孕妇喝什么最好？专家推荐绿茶，理由是绿茶是微量元素的"富矿"，含促进胎儿发育作用突出的锌元素。常饮绿茶的孕妇比不饮者每天多摄取锌达 14 毫克之多。此外，绿茶含铁元素也不少，故常饮绿茶可防贫血。餐后 30 ~ 60 分钟，食物中的铁质已基本吸收完毕，此时再饮茶便无干扰铁质吸收之弊而尽收补锌之利了。

3. 最佳防早产食品

丹麦专家的研究表明，常吃鱼有防止早产的作用。丹麦德乐群岛的孕妇，平均孕期比其他地区长 5 天以上，奥妙在于食谱中鱼类所占比重较大。由于孕妇的孕期延长，婴儿的平均出生体重比其他地区高 107 克。

4. 最佳零食

孕妇在正餐外，吃一点零食可拓宽养分的供给渠道。专家建议嗑瓜子，如葵花子富含维生素 E，西瓜子含亚油酸多，而亚油酸可转化成"脑黄金"（即 DHA），能促进胎儿大脑发育。南瓜子的优势则在于营养全面，蛋白蛋、脂肪、碳水化合物、钙、铁、磷、胡萝卜素、维生素 B_1、B_2、烟酸等应有尽有，而且养分比例平衡，有利于人体的吸收与利用。

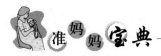

5. 最佳酸味食品

孕妇往往对酸味食物感兴趣，而孕妇吃酸也确有好处。胎儿的发育特别是骨骼发育需要大量矿物质钙，但钙盐要沉积下来形成骨骼，离不开酸味食物的协助。此外，酸味食物可促进肠道中铁质的吸收，对母胎双方都有益处。番茄、杨梅、樱桃、葡萄、柑橘、苹果等都是酸味佳品，孕妇宜多食之。

6. 最佳防吐食品

孕吐是孕妇最难受也是最常见的反应之一，给孕妇带来相当大的痛苦。选择适合孕妇口味的食物有良好的防吐作用，营养学家认为，柠檬和土豆含有多种维生素，对孕妇尤为合适。

7. 最佳分娩食品

产妇分娩时需要足够的产力，而产力来源于食物，在各种食物中当以巧克力为最佳，美国产科医生称它为"最佳分娩食品"。巧克力营养丰富，热量多，如100克巧克力含糖50克，且能在短时间内被人体吸收，并迅速转化成热能，巧克力的消化吸收速度为鸡蛋的5倍，对于急需热量的产妇来说无疑是雪中送炭。故产妇临产时吃几块巧克力，可望缩短产程，顺利分娩。

孕期宜吃的杂粮

孕妇适当吃一些杂粮，对机体的平衡发展、预防孕期的一些并发症大有益处。

1. 小米

小米中蛋白质、脂肪和部分维生素的含量比大米要高，如烟酸和胡萝卜素较为丰富，有滋阴补虚、健脾养肾、除湿利尿之用。孕吐时，用小米煮粥，或大米、小米一起烧二米粥，对减轻恶心、呕吐非常有用。民间也有煮红枣小米粥或是红糖水小米粥给产妇开胃补虚之说。

2. 糯米

糯米味甘性温，能暖补脾胃，益肺养气。有些孕妇觉得肚子饿得比平时快，早餐可以换着口味吃点糯米糕或是粽子，因为糯米比大米性黏，消化得慢一些，对易饥者来说是不错的选择。但脾胃虚弱的孕妇就不宜多食糯米，不然会引起胃胀、不消化的麻烦。

3. 燕麦

燕麦味甘性平，有健脾益气、补虚止汗、养胃润肠的功能。其中丰富的 B 族维生素和锌、蛋白质（尤其是赖氨酸）的含量位居谷物之首。而其对糖类和脂肪类的代谢具有调节作用，经常食用有降血脂、调节血糖、防止便秘的作用。其中钙、磷、锌等矿物质有补钙和预防贫血的功效。另外，燕麦对皮肤也有好处。但好东西并不宜过多食用，因为中医认为过多食用燕麦有滑肠催产的可能。一般孕妇一天食用不超过 50 克，且临产前不宜多食。

4. 荞麦

荞麦味甘性凉，有开胃宽肠、下气消积的功效，可用于大便秘结、湿热腹泻等。其营养成分丰富，烟酸等的含量也明显高于其他粮食作物，对孕期贫血、便秘、妊娠期糖尿病都有辅助作用。现在超市卖的现成的荞麦面条，可代替一般的面条食用，在烧煮时较切面类多煮几分钟，口感会更好，也可在早餐或加餐时将荞麦粉冲入牛奶中食用。

5. 高粱

高粱性温，味甘涩，有健脾胃、消积止泻作用。当孕产妇及小儿消化不良，脾胃气虚，大便溏薄时，可以适当食用。在西点的杂粮面包原料中，高粱常被当作原料之一，中式点心中也有高粱馒头，均可适当食用。

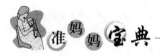

6. 红薯

红薯味甘性平，有补脾养心、益心通乳、排毒等作用。经过体内代谢，红薯呈碱性食物，可调节人体酸碱平衡。而红薯中的纤维素能促进肠道蠕动，刺激排便，减少肠毒素吸收，是对抗肠道肿瘤的好东西。但红薯中单糖较其他粮食多，所以妊娠期糖尿病患者不宜多食。孕妇可以进食一些红薯粥、红薯饼，但要注意不要吃地摊上化工原料桶里烤出来的红薯，那里面有害物质太多了，对胎儿有伤害。

孕妇在孕期吃的食物品种应该多一些，这样营养吸收更易均衡。杂粮和细粮结合食用，可以用部分的五谷杂粮来代替主食，但注意杂粮也不宜占过高的比例，因为一般粗纤维会较多，过多食用也可能抑制铁、钙等元素的吸收。

扬长避短的孕妇食物

父母皮肤粗糙者，孕妇应常吃富含维生素 A 的食物，如动物肝脏、牛奶、蛋黄、胡萝卜、番茄及绿叶蔬菜、水果、干果、植物油等。维生素 A 能保护皮肤上皮细胞，能使日后孩子的皮肤细腻光润。

父母头发早白、枯黄或脱落者，孕妇应经常摄食含 B 族维生素的食物，如动物肝脏、瘦肉、鱼、面包、牛奶、蛋黄、豆类、紫菜、核桃、芝麻、玉米油、水果及绿叶蔬菜，可使日后孩子的发质有所改变。

父母个子矮者，孕妇应摄食含钙及维生素 D 较丰富的食物，如虾皮、大枣、蛤蜊、海带、芝麻、海藻、牛奶、动物肝脏、蛋黄、胡萝卜等，促使日后生下的孩子骨骼发育良好，个子相应长高些。

父母智力较差者，孕妇应食含碘丰富的食物，如海带及海产品，以补充胎儿对碘的需要，促进胎儿甲状腺素合成，以利脑的正常发育。另外，适当吃些芡实，可润脏补脑髓。

父母有眼疾者，孕妇要经常吃含维生素 A 的食物，如动物肝脏（最好是鸡肝）、蛋黄、牛奶、鱼肝油、胡萝卜、红黄色水果等，可促进胎儿眼睛发育，使日后孩子的眼睛明亮美丽。

孕妇吃早餐的学问

如果孕妇有晨吐现象，可在早上先吃几块苏打饼干，过一会儿再吃早餐。孕妇的早餐至少要吃一个鸡蛋，一杯牛奶加麦片，并且要注意吃些新鲜的水果，以保证维生素和其他营养素的需要。

晨起后身体对于营养的吸收是有限的，早餐以食用流质食物为主，少量固体食物为辅。水分补充很重要，但白开水的营养价值不高，应该饮用牛奶。早上饮用一杯牛奶，牛奶中的乳糖可以促进吸收，增强肠蠕动。比较合理的早餐是一杯牛奶、适量的新鲜水果或蔬菜、100 克干点（面包、馒头、大饼或饼干等含碳水化合物较高的谷物食品）。

孕妇多食植物油可防孩子患湿疹

湿疹是婴幼儿最易得的皮肤病，其重要原因之一是母亲在怀孕期间摄入植物油太少所致。人体必需的脂肪酸主要存在植物油中，动物油中含量极少，婴儿一旦缺乏这种营养物质，就会出现皮肤粗糙、头发易断、皮屑增多的症状。而对胎儿来讲，身体必需的脂肪酸是由母体通过胎盘输给的。所以，为了让孩子长出健

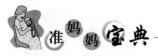

康而美丽的皮肤和毛发，应在孕期适当吃一些植物油。当然，也不可忽视动物油的摄取。

孕妇喝鸡精婴儿更健康

研究人员发现，孕妇在怀孕后期和产后初期，每天喝 3 瓶鸡精（不是调味用的鸡精），可增加乳汁中乳铁蛋白和上皮生长因子含量，帮助新生儿对抗病原菌入侵，促进免疫和消化系统发育。研究人员将怀孕 37 周后的孕妇分为实验组和对照组，实验组每天喝 3 瓶鸡精，对照组不喝，产后 3 天再测试两组母亲乳汁内的乳铁蛋白和上皮生长因子，结果发现：喝鸡精的母亲乳汁丰沛而且营养更丰富，母子均提高了免疫力。母亲在怀孕后期或产后 3 天，如果补充浓缩鸡精，可使乳汁中的乳铁蛋白含量增加 37%，上皮生长因子量增加 62%。

孕妇饮食好孩子不近视

胎儿在发育过程中，母亲的营养结构和饮食习惯是影响其视力的一个重要方面。因此，怀孕期间，准妈妈可多吃深海小鱼，如沙丁鱼和鲭鱼。橄榄油和茶树油含有构成视神经鞘膜的 ω-3 脂肪酸。还要多吃对眼睛有益的含胡萝卜素的食品以及绿色蔬菜，防止维生素 A、B、E 的缺乏。

促进胎儿智能提高的食物

儿童营养学专家研究表明，孩子智力发育的好坏受许多营养因素的影响，而这种影响从在母体内就开始了。孩子脑子发育最快的时期是在母亲怀孕的最后几个月和出生后的头两周,如果这段时间营养不当,对孩子发育成长会带来严重的后果。

能直接促进胎儿智能提高,有利于胎儿大脑发育的食物,主要有三类。

第一类食物所含的养分能保护胎儿脑细胞染色体和脑组织不受伤害,预防胎儿大脑的畸形或伤害,主要有未去壳的谷类、深绿色的蔬菜、大豆油、玉米油、牛油、硬壳果类和蛋黄。

第二类食物能提供丰富的养料,帮助胎儿的大脑产生更大量的脑细胞,主要有蛋黄、鸡肝、猪肾、猪脑、猪心、精肉和大豆等,这些食物均能提供各种大脑细胞发育所需的氨基酸。

第三类食物能加速胎儿大脑发育,使神经更易接受兴奋并加速反应,这类食物主要有大豆、花生、蛋黄、海带、精肉、猪肾、猪心和豆类等。

孕妇适当吃鱼有利胎儿大脑发育

人的大脑发育先于身体其他脏器,人脑大约有 100 ~ 140 亿个脑细胞,脑细胞发育的特点是一次性完成,一旦死亡不再复生。也就是说脑细胞发育主要在胎儿期及婴幼儿期完成,脑细胞发育完成后不再长出新的脑细胞,即使是脑细胞死亡后也是如此。因此,脑细胞的营养、保护极为重要。脑细胞的发育有两个高峰期,一个是孕早期(孕 10 ~ 18 周),另一个是孕后期至出生后 2 周。此时期脑细胞分裂、增长特别迅速,需要的营养物质多,是补充 DHA 和 EPA 的良好时机。而鱼油中大量的多烯不饱和脂肪酸具有健脑、补脑、促进智力发育的作用。人的大脑分灰质和白质,灰质主要由脑细胞构成,白质多为脑细胞伸出来的突起(树突、轴突)构成的神经纤维,这些脑细胞含有大量的脑

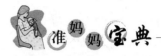

磷脂，DHA 和 EPA 就存在于脑磷脂中，它们能活跃脑细胞，增强记忆力、推理能力和判断能力，从而提高智力。因此，孕妇多吃鱼对胎儿脑发育有极大的好处。

孕妇多吃海带有利胎儿脑发育

临床研究证明，在胎儿脑发育期，即母亲怀孕 3 ~ 5 个月时，胎儿需要依赖母体供给充足的甲状腺素来满足脑发育的需要。这时若母体缺碘，影响甲状腺素的合成，胎儿就不能获得脑发育所需要的甲状腺素，从而导致脑发育不良，智商低下。所以孕妇补碘是不可缺少的，而海带是孕妇获得碘补充的最理想食品。

孕妇补鱼油让孩子手眼更协调

澳大利亚的一项历时近 3 年的调查证实，如果孕妇在怀孕期间补充鱼油，那么她的孩子在初学走路时，手眼协调能力要更强。另外，服用鱼油不仅对婴儿有利，对孕妇也大有裨益。鱼油能降低孕妇患上妊娠高血压的可能性，并减轻其产后抑郁的症状。

孕妇吃鱼过量胎儿汞含量会超标

一项最新研究表明，孕妇每周吃鱼超过 3 次，孩子血液中的汞含量将大大超标。而血液中汞含量过多会对胎儿的内脏发育造成风险，引起神经、肝脏和大脑损伤，此外还会让胎儿发育迟缓。

研究人员建议，孕妇尽量避免食用鲨鱼、鲭鱼和方头鱼等汞含量较高的鱼类，而选择虾类和罗非鱼等汞含量较低的食品。

孕妇要多吃水果青菜

细胞生长和分裂，固然需要大量的糖类和蛋白质，但合成过程的每一步，都需要一些特殊的物质来促成，或者说催化。这些具有辅酶作用的特殊物质，是一些天然的有机化合物，需要的量虽不很多，却是维持正常生命活动所不可缺少的，人们称它们为维生素。

维生素主要分成两大类，一类如维生素 A，是脂溶性，在任何含脂肪的组织中都能储存。另一类是水溶性，如维生素 B 族和维生素 C，大量地存在于青菜、水果及某些谷物中。

维生素 C 是细胞之间的黏合物，对人体有多种功能，是伤口修复必需的，在铁的运送、吸收及使用中起重要作用，此外还能激活白细胞的吞噬作用，增加抗病能力。平日每位妇女约需 45 毫克，妊娠时每日应多加 15 毫克，这些都可以从水果、青菜中得到补充。

维生素 B 是一个大族，包括多种重要的辅酶，B_1 是其中的一种，在脂肪及蛋白代谢中起重要作用。正常人每日约需 1.5 毫克，妊娠后期应增加 1/5 的量即 0.3 毫克。

严重缺乏维生素 C 时，毛细血管壁的脆性增加，易出血，同时全身抵抗力下降，黏膜、牙龈及消化道等部位容易感染。缺乏维生素 C 还可发生多种精神、神经的异常症状，使生长受抑制。

水溶性的维生素，大量存于各种食物中，但在去皮、精磨、烹饪的过程中大部被毁，失去活性。水果则可以洗净或去皮后生吃，维生素大部分被保存，因而可成为较好的营养来源。

因此，孕妇最好吃一些枣、梨、杨梅和成熟的樱桃、海棠、

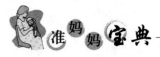

西红柿等，这些水果或蔬菜含有充足的水分和粗纤维，不但可以增加孕妇的食欲，帮助消化，而且可以避免便秘对子宫和胎儿的压力。同时，水果中还含有大量铁质，可以防止孕妇发生缺铁性贫血。

孕妇常吃苹果好处多

苹果中含钙及磷等矿物质丰富，它是构成胎儿骨骼及牙齿所必需的成分，还能防治孕妇的骨质软化症。苹果中的叶酸及B族维生素等，可防治孕妇的营养性巨细胞性贫血，参与胃肠的吸收和消化。

妊娠妇女往往因饮食不节、情志不舒引起消化功能紊乱，诱发腹泻，苹果中含有较多的果胶，可以抑制肠道的异常活动，能医治轻型腹泻。

妊娠后胎盘产生的孕激素使胃肠平滑肌的张力下降，肠蠕动力减弱；妇女妊娠后活动量较平时减少，妊娠子宫及胎儿压迫孕妇肠管，这些均是致成孕妇便秘的因素。而苹果中含的纤维素及有机酸均较多，能刺激肠壁增加肠蠕动，使粪便在大肠中不致存积过久，所以，苹果又能治疗便秘。以食代药治疗孕妇便秘，则可避免泻药对母婴的不利作用，如诱发流产或早产等。

研究人员最新调查发现，女性在怀孕期间多吃苹果，可以使孩子童年患哮喘的几率大为降低。

研究者认为，苹果可以帮助孕妇和孩子补充维生素A、E、D和锌元素，能降低孩子患哮喘的几率。此外，苹果中的黄酮类化合物也有助于治疗哮喘、支气管炎症等呼吸道疾病。

孕妇日食水果别超过半斤

虽说水果食用过量并不一定导致妊娠糖尿病，但是可能导致孕妇血糖升高，代谢紊乱，进而有可能引发妊娠糖尿病，这对母体和胎儿都会产生严重危害，如孕妇容易出现呼吸道感染、皮肤感染、泌尿系统感染等，胎儿则可能出现畸形，严重时也可能导致胎死宫内。

用水果来代替正餐的方法也是非常不科学的。尽管水果营养丰富，但营养并不全面，尤其是对于子宫、胎盘及乳房发育来说，其蛋白质和脂肪含量更是不足。同时，用水果来代替蔬菜，会减少不溶性膳食纤维的摄入，容易诱发便秘。

帮助孕妇抗斑的食物

有研究表明，黄褐斑的形成与孕期饮食有着密切关系，如果孕妇的饮食中缺少一种名为谷胱甘肽的物质，皮肤内的酪氨酸酶活性就会增加，引起黄褐斑可能性就会增大。下面推荐几种对防治黄褐斑有很好疗效的果蔬。

1. 猕猴桃

猕猴桃被喻为"水果金矿"，含有丰富的食物纤维、维生素C、维生素B、维生素D、钙、磷、钾等物质。猕猴桃中的维生素C能有效抑制皮肤内多巴醌的氧化作用，使皮肤中深色氧化型色素转化为还原型浅色素，干扰黑色素的形成，预防色素沉着，保持皮肤白皙。脾胃虚寒的孕妇不可多吃，否则容易腹泻。

2. 西红柿

西红柿具有保养皮肤、消除雀斑的功效。它丰富的西红柿红

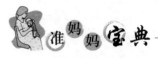

素、维生素 C 是抑制黑色素形成的最主要成分。有实验证明，常吃西红柿可以有效减少黑色素形成。每天用 1 杯西红柿汁加微量鱼肝油饮用，能令孕妇面色红润。孕妇还可先将面部清洗干净，然后用西红柿汁敷面，15～20 分钟后再用清水洗净，对治疗黄褐斑有很好的疗效。但西红柿性寒，空腹食用容易造成腹痛。

3. 柠檬

柠檬也是抗斑美容水果。柠檬中所含的枸橼酸能有效防止皮肤色素沉着。使用柠檬制成的沐浴剂洗澡能使皮肤滋润光滑。但柠檬极酸，吃过多会损伤牙齿。

豆浆加蜂蜜治孕妇便秘

由于女性妊娠后身体的变化，加之妊娠后体内的孕激素明显升高，抑制了胃肠平滑肌的蠕动功能，使其张力下降，大多数孕妇都会发生便秘。这期间，可饮用加蜂蜜的豆浆来缓解症状。

有些孕妇担心食用蜂蜜会对胎儿发育有影响，事实上，妇产科专家都认为蜂蜜不同于蜂王浆，不含激素，孕期正常食用没有副作用。大豆蛋白中人体必需的八种氨基酸组成，配比均衡，非常适合人体的需要。如果孕妇蛋白质摄入量不足，还会影响到乳汁蛋白质及氨基酸合成，导致乳汁减少。因此，孕妇每天喝一杯蜂蜜豆浆不失为摄取优质蛋白的一个有效方法。

蜂蜜豆浆的制作很简单，有条件的可以买一台全自动豆浆机在家里自己打豆浆，豆子最好用 2:1 的黄豆与绿豆。为不破坏蜂蜜的营养成分，要待豆浆稍微冷却后再放入蜂蜜，然后趁温热喝下。也可以在外面买机制豆浆，再混合蜂蜜饮用。只要坚持 1 周，为便秘所困扰的孕妇就会露出舒心的笑容。

孕妇吃点野菜好

野菜营养丰富，与栽培蔬菜比较，蛋白质高 20%，矿物质达数十种之多且含量高。以蕨菜为例，铁质为大白菜的 13 倍，胡萝卜素为其 2 倍，维生素 C 为其 8 倍。至于叶酸，每 100 克红苋菜含量高达 200 微克，超过菠菜。故孕期餐桌上添一碟野菜，无疑为母胎双方增添了一条营养供给渠道。此外，野菜味道也佳，可刺激食欲，减轻厌食症。

孕妇多吃些胡萝卜好

孕妇容易产生疲劳，疲劳的原因是多方面的。当机体疲劳时，脸色显得比平时略苍白，眼睛失去光彩，连连打呵欠，对周围表情淡漠，反应迟钝，不愿讲话，精神不集中。这些都是孕妇经常的表现。然而它与胡萝卜有什么关系呢？

胡萝卜含有大量维生素 B_6，每 100 克中含 0.70 毫克，是橘子的 13 倍，比鱼类多 1 倍，是鲜蛋的两倍多，是牛奶的 23 倍。经研究证明，维生素 B_6 对消除肌肉疲劳，恢复肌肉功能有积极作用。

孕妇对维生素 B_6 需要量很大，是正常人的 5 倍。维生素 B_6 能由肠道里微生物合成，其量被吸收利用的微乎其微，多数情况下，所需要量靠食物供应。所以，为消除孕妇的疲劳，多吃些胡萝卜很有必要。

维生素 B_6 的特性为可溶于水，能被紫外线光分解。因此，胡萝卜勿用水泡，也不可放置太阳光下暴晒。

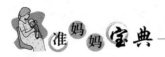

苦味蔬菜可增加孕妇食欲

孕妇的胃肠蠕动比较慢，所以常常出现恶心等，而苦瓜和芥蓝等苦味蔬菜除了可以清热消暑之外，还可以起到刺激唾液及胃液分泌、促进胃肠蠕动的作用，对于改善孕妇的消化吸收、增进食欲等都很有好处。但需要注意的是，苦瓜性凉，脾胃虚寒的孕妇不宜过多食用。

孕妇多吃卷心菜有助后代防癌

美国研究人员发现，十字花科蔬菜中含有的化学物质吲哚－3－甲醇能抑制癌细胞产生。研究人员同时指出，孕妇不宜直接摄取吲哚－3－甲醇制品，因为孕妇在妊娠头 3 个月高剂量摄取这种化学物质可能导致胎儿畸形。而孕妇通过吃卷心菜和花椰菜等十字花科蔬菜来获取这种天然的抗癌物质比较安全。

孕妇吃红糖有好处

红糖的营养成分比白糖多，如所含的钙比白糖多 2 倍，含铁比白糖多 1 倍。红糖还含有胡萝卜素、核黄素、烟酸和其他微量元素，这些都是孕妇和胎儿十分需要的营养成分。

孕妇吃木糖醇惠及婴儿

食用木糖醇有助预防龋齿。日本专家最新证实，孕妇从怀孕到产后如果经常摄取木糖醇，孩子出生后受龋齿菌感染的几率就会降低。冈山大学研究人员在试验中将感染龋齿菌数量较多的84名孕妇分成两组，一组每天咀嚼含木糖醇的口香糖4次以上，每次持续约5分钟，而另一组则完全不摄取木糖醇。两组孕妇从怀孕6个月起参与试验，一直坚持到孩子出生后9个月。结果显示，不摄取木糖醇的一组中，其孩子到1岁时有76.9%感染龋齿菌，到1岁半时，则有91.7%的孩子受到感染。相比之下，摄取木糖醇的一组中，其孩子在1岁和1岁半时感染龋齿菌的几率分别只为15%和42.9%。

孕妇吃蛋黄有益胎儿健康

蛋黄由于其胆固醇含量高，一直是人们所嫌弃的食物。而美国科学家最新研究成果表明，蛋黄中所含的胆碱可能对胎儿的大脑发育有益。胆碱是已知在胚胎发育阶段能帮助生成细胞膜的物质之一。

孕妇吃核桃孩子更聪明

中国营养学会推荐，孕妇膳食中脂肪供能的百分比应为20%~30%，其中饱和脂肪酸供能应该小于10%，单不饱和脂肪酸、多不饱和脂肪酸供能则分别为10%。也就是说，孕妇既要注意膳食脂肪总量的摄入，也要保证亚油酸和亚麻酸的比例适宜。

亚油酸几乎存在于所有植物油中，而亚麻酸仅存于大豆、亚麻籽、核桃等中。其中，核桃不但含有亚麻酸和磷脂，并且富含维生素E和叶酸，孕期和哺乳期妈妈不妨多吃一些。

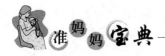

孕妇多吃巧克力　孩子笑得更开心

芬兰赫尔辛基大学的一项研究表明，如果孕妇每天都嚼上几块巧克力，她们将来的宝宝就会笑得更开心。

研究认为，孕妇如果每天都吃巧克力的话，巧克力中所含有的令人"感觉良好"的化学物质就可以通过母亲传递给肚中的小宝宝。这样，在孩子出生之后，他们将会比一般的婴儿笑得更多，更愉快。

孕妇能吃未必是福

妇女怀孕后，由于生理上的需要，必须适当增加营养，但也不能吃得过多。孕妇能吃，未必是福。事实证明，体重过重的孕妇当妈妈比一般产妇要付出更大的代价。

孕妇体重过重会增加许多危险的并发症，如慢性高血压、先兆子痫、妊娠糖尿病、肾盂肾炎、血栓形成、过期妊娠及胎儿过大和难产等，甚至产下先天性异常儿。当然剖宫产的几率也会相对增高，而手术及麻醉的困难度、麻醉后的并发症及手术后的伤口复原都是问题，尤其是高血压在生产前后所引起的心脏衰竭，更可威胁到产妇的生命。

如果整个孕期体重增加过多，就是危险信号。肥胖族最好减肥后再怀孕，以免体重难以控制，危及母子健康。

孕妇吃得太好容易患糖尿病

孕期过度进补易让孕妇患上糖尿病，患有糖尿病的孕妇易生出体重超过 4 千克的"巨大儿"。糖尿病会给孕妇的妊娠和分娩带来一定难度和风险，甚至会危及生命。

孕妇患上糖尿病分两种情况，一种是原本就患有糖尿病的女性怀孕，称为"糖尿病合并妊娠"。对于这类女性而言，怀孕前 3 个月务必严格控制血糖，若血糖过高，容易出现流产、死胎、新生儿畸形等情况，非常危险。第二种是"妊娠糖尿病"，即正常女性怀孕中晚期又患上糖尿病的。怀孕期间过分进补、缺乏运动就可导致"妊娠糖尿病"的发生。糖尿病孕妇容易生出"巨大儿"，孩子的体质可受到影响。由于糖尿病受遗传因素影响较大，孩子也容易患上糖尿病。

所以，建议孕妇要科学膳食，合理补充营养，可以比正常人摄入更多热量及钙、铁、锌、碘等元素，肉、蛋、奶、蔬菜、水果等应按照营养食谱进食。孕妇尤其是怀孕前就比较胖的女性尽量不要吃油炸食品，比如一些洋快餐，也不要吃过多的甜食。

孕妇不宜多吃酸性食物

我国民间历来有用酸性食物缓解孕期呕吐的做法，甚至有些人还滥用酸性药物止呕，故有"孕妇爱吃酸"的经验之谈。

那么，妇女怀孕后为什么想吃酸东西呢？这是由于妇女怀孕后胃酸不足造成的。约有 2/3 的妇女在怀孕的前 6 个月，特别是前 3 个月会出现胃酸不足的现象，因此，胃的活动和消化能力很差，胃内食物的排空时间也比正常人延长 1 ~ 2 小时，孕妇为了补偿体内胃酸的不足，也就自然想吃酸味的食物了。这就好比出汗过多的人想喝水一样，都是一种代偿性的自然反应，对孕妇自身和胎儿的健康来说，这是有益的。但是，孕妇如果不加选择地乱吃酸食，对孕妇以及胎儿的健康都会不利，如米醋、酸酒、腌

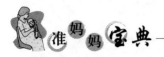

制的酸菜以及酸性较大的刺激性食物等不宜多吃。

近来，国外研究指出，酸性食物和药物是致畸胎的元凶之一。研究人员分别测定了不同时期胎儿组织和母体血液的酸碱度（pH 值），认为在妊娠的最初半个月左右，不食或少食酸性食物或含酸性的药物（如维生素 C、阿司匹林等）为佳。

孕期不吃肉易生智障儿

为保持体型，很多女士怀孕期间不吃肉、蛋、米、面和油腻的东西，只吃蔬菜和水果，结果生下的孩子大多智力低下。

专家指出，怀孕头 3 个月，是胎儿大脑形成阶段。这个阶段妈妈乱吃药、性情暴躁或生病，都可能导致胎儿畸形。怀孕后 3 个月至婴儿出生后两岁，是大脑神经细胞数量急剧增加、结构完善阶段。这期间母亲如挑食、偏食，会使脑细胞增速缓慢，导致孩子智力低下。因此，专家建议，准妈妈妊娠期间切记不可挑食、偏食，要多吃瘦肉等营养丰富的食品，让胎儿吸收到足够的营养。

孕妇慎食肝

过去，人们都提倡孕妇的饮食中必须包括动物肝脏，因肝脏含有丰富的维生素 A。对一些畸形儿包括耳朵缺陷、头面形态异常、唇裂、腭裂以及眼睛缺陷和胸腺发育不全的患儿调查表明，其母亲在孕期曾过量食用动物肝脏。因此，专家建议，孕妇最好不要食用动物肝脏，可通过食胡萝卜、菠菜等获得需要。

孕妇慎食猪腰

在清洗猪的肾脏时，可以看到其白色纤维膜内有一个浅褐色腺体，那就是肾上腺。它富含皮质激素和髓质激素。如果孕妇误食了肾上腺，其中的皮质激素可使孕妇体内血钠增高，因水分排出减少而诱发妊娠水肿。髓质激素可促进糖原分解，使心跳加快，诱发妊娠高血压或高血糖等疾患。同时可以出现恶心、呕吐、手足麻木、肌肉无力等中毒症状。

因此，吃腰花时，一定要将肾上腺割除干净。

孕妇吃太多牛肉会使儿子精子减少

美国科学家日前发现，如果孕妇长期进食注射过荷尔蒙的牛肉的话，可能会影响到所产下儿子今后的精子数量。

美国罗彻斯特大学医学中心的科学家在 2000～2005 年间，对 387 名于 1949～1983 年出生的美国男人进行研究，调查他们的童年背景、过去的生育纪录以及检验他们的精子样本。在其中 51 名记得母亲曾大量食用牛肉的男子中，有 18% 的人精子数量低于世界卫生组织制定的标准。

科学家据此认为，牛棚中使用的杀虫剂、被环境污染的饲料以及为了促进牛生长而添加的激素等，会隐藏在牛的脂肪内，而这些都是造成男子精子数量减少的"隐形杀手"。如果孕妇每周吃下超过 7 次的牛肉，那么她日后产下的儿子在青春期后精子的数量会比正常标准低 24.3%。

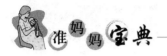

孕妇忌食滑利之品

薏苡仁又称薏苡米，既是一种药又是常见食物，中医认为其质滑利。药理实验证明：薏苡仁对子宫平滑肌有兴奋作用，可促使子宫收缩，因而有诱发流产的可能。

马齿苋又名马齿菜、瓜仁菜，它既是草药又可作菜食用，其药性寒凉而滑利。实验证明，马齿苋汁对于子宫有明显的兴奋作用，能使子宫收缩次数增多、强度增大，多食易造成流产。

孕妇慎食大豆食品

美国科学家研究表明，孕妇在妊娠期大量食用大豆食品易造成男性婴儿生殖器官畸形和性功能出现障碍。这是由于大豆提取物起到了雌激素的作用，雌激素能够阻止正常雄性生殖系统发育形成。含有大豆成分的食品也能产生类似的结果。

孕妇不宜吃花生

花生一直被广泛食用，但是现在已被确认，它不宜于孕妇食用。科学家们调查了600多名儿童，他们都患有花生过敏症。调查证明，他们的母亲在怀孕期间吃了很多的花生。这些孩子中的80%在第一次食用花生食品或花生油后马上会产生过敏反应。

孕妇少吃土豆

医学家们研究分析得知，土豆中的生物碱属类固醇糖苷生物碱，主要为龙葵碱和卡茄碱，其结构与人类的甾体激素如雄激素、孕激素等性激素相类似。如果孕妇长期大量食用生物碱含量较高的土豆，生物碱蓄积在体内就可能导致胎儿畸形。有一定遗传倾向并对土豆生物碱敏感的孕妇，尤其容易受害。

有的孕妇喜欢吃市场上出售的薯片，虽然它们接受过高温处理，龙葵素的含量会相应减少，但是却含有较多的油脂和盐分，多吃除了会引起肥胖，还会诱发妊娠高血压综合征，增加妊娠风险，所以也不能贪吃。

孕妇少食甲鱼

甲鱼，又称为鳖，具有滋阴益肾之功，对一般人来说，它是一道营养丰富的菜肴。但是甲鱼性味咸寒，有着较强的通血络、散瘀块作用，因而有堕胎之虞，尤其是鳖甲的堕胎之力比鳖肉更强。

孕妇吃蟹易流产

螃蟹虽然味道鲜美，但其性寒凉，有活血祛瘀之功，故对孕妇不利，尤其是蟹爪，有明显的堕胎作用，会使胎气不安，甚至会导致流产。早在古代就有吃蟹易流产的说法。南北朝时期梁朝名医陶弘景的《名医别录》中记载："蟹爪，破包堕胎"。意思就是吃蟹爪会导致流产。而李时珍在《本草纲目》中也认为："蟹爪，堕生胎，下死胎"。意思就是说活胎容易流掉，死胎有助排出。所以建议孕妇吃蟹要适当，比如一周吃一只螃蟹，不能每天都吃。

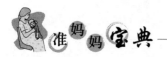

孕妇不宜吃火锅

人们吃火锅时，习惯把鲜嫩的肉片放到煮开的汤料中稍稍一烫即进食，这种短暂的加热并不能杀死寄生在肉片细胞内的弓形虫幼虫，进食后幼虫可在肠道中穿过肠壁随血液扩散至全身。孕妇受感染时多无明显不适，或仅有类似感冒的症状，但幼虫可通过胎盘传染给胎儿，严重者可发生流产、死胎，或影响胎儿脑的发育而产生小头、大头（脑积水）或无脑儿等畸形。为此，专家告诫，为了使胎儿健康发育，孕妇不宜食用火锅。即使偶尔食用时，一定要将肉片烧熟煮透。

孕妇不宜吃方便面

即使是新鲜的方便面，如果长期用来替代主食，而不添加任何其他食品，很容易导致人体营养缺乏，对健康极为不利。人体的正常生活需要六大营养素，即蛋白质、脂肪、碳水化合物、矿物质、维生素和水。只要缺乏其中一种营养素，时间长了，人就会患病。而方便面的主要成分是碳水化合物，汤料只含有少量味精、盐分等调味品，即使是各种名目的鸡汁、牛肉汁、虾汁等方便面，其中肉汁成分的含量非常少，远远满足不了我们每天所需要的营养量。

方便面作为一种方便食品，偶尔吃一些对身体没有害处，但经常吃就会有损健康，所以孕妇尽可能避免吃这种食物。

孕妇不宜吃桂圆

桂圆对于孕妇，特别是对孕早期妇女来说，是一种"禁果"。因为桂圆虽然能滋补气血，益心脾，但它性温味甘，能助火化躁，孕妇等凡具有阴虚内热的人都不宜食用。

孕妇食桂圆极易助火，动胎动血，导致孕妇气机失调，引起胃气上逆、呕吐，日久则伤阴，出现热象，引起腹痛、"见红"等流产症状，甚至引发流产或早产。

孕妇喝水有学问

孕妇在清晨起床后应喝一杯凉开水。早晨空腹饮水能很快被胃肠道吸收进入血液，使血液稀释，血管扩张，从而加快血液循环，补充细胞夜间丢失的水分。

孕妇切忌口渴才饮水。口渴犹如田地龟裂一样，是缺水的结果而不是开始，是大脑中枢发出要求补水的救援信号。口渴说明体内水分已经不足，脑细胞脱水已经到了一定的程度。孕妇饮水应每隔两小时一次，不要等到口渴才饮水。

以下几种水不能喝：

（1）不要喝久沸或反复煮沸的开水。因为水在反复沸腾后，水中的亚硝酸根离子以及砷等有害物质的浓度相对增加，喝了久沸的开水以后，会导致血液中的低铁血红蛋白结合成不能携带氧的高铁血红蛋白。

（2）切忌喝没有烧开的自来水。因为自来水中的氯与水中残留的有机物相互作用，会产生一种致癌物质，长期饮用这种水对人体不利。

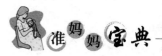

（3）孕妇也不能喝在热水瓶中贮存超过 24 小时的开水。因为随着瓶内水温的逐渐下降，水中含氯的有机物会不断地被分解成为有害的亚硝酸盐，对孕妇身体的内环境极为不利。

孕妇少喝牛奶

研究显示，世界上凡是牛奶消耗量较高的地区，妇女的生育率便会大幅下降。

据美国卫生杂志报道，乳品经加水分解后，被怀疑对女性卵子产生毒性，一般认为这是促成生育率下降的原因。

孕妇不宜服用蜂王浆

蜂王浆是工蜂分泌的一种白色或淡黄色的略带甜味并有些酸涩的黏稠状液体，是专供蜂王享用的食物。据检测，每 100 克蜂王浆中含有水分 66 克，蛋白质 12 克，脂肪 6 克，同时含有其他二十多种氨基酸、多种维生素、乙酰胆碱、油脂、矿物质等七十多种成分。

用蜂王浆和蜂蜜酸制成的液体称为"蜂乳"，蜂乳中如果再掺入人参等滋补品，则可制成人参蜂王浆等口服液。这类口服液往往被认为是较好的滋补品。但是，其中的激素类物质可能会刺激孕妇的子宫，引起子宫收缩，干扰胎儿的生长发育。所以，孕妇不宜服用蜂王浆。

孕妇喝茶应有选择

常言说："孕妇产前犹如一盆火，产后好似一盆冰"。中医认为，由于妊娠期间的孕妇一般属于燥热性体质，在此期间应饮用凉性茶，比如绿茶、铁观音、花茶等，这些茶具有清热降火、疏肝解郁、理气调经的功效。体质虚弱的孕妇，可以适当饮用温性茶，比如红茶和普洱茶，以增加体内的能量，补充一定的营养。孕妇无论选择何种茶叶饮用，都不要喝浓茶。因为浓茶里含有大量的咖啡因，会刺激神经引起兴奋，同时对腹中的胎儿也会有不良影响。孕妇要根据个人饮茶的习惯以及年龄、健康状况、生活环境等，选择适合的茶叶和饮用量，一般每天 2 ~ 5 克为宜，对于体能消耗较多、进食量较大的孕妇，可以适当地增加饮用量。

孕妇莫用瓷杯喝热饮

美国食品与药品监督管理局最近告诫，咖啡属于酸性热饮料，如果用搪瓷器皿贮存或饮用咖啡，容易使搪瓷器皿中的铅析出。柑橘类酸性饮料同样会增加搪瓷器皿中铅的析出。市售的搪瓷器皿经 4% 的醋酸浸泡，即可渗出一定量的铅、镉等有害元素。经过 100℃ 温度和一定时间煮沸，也可溶出一定量的铅和镉。由于胎儿正处在发育阶段，孕妇若接触铅等有害物质很容易造成畸胎，甚至死胎。

孕妇喝咖啡胎死比率高

丹麦一项医学研究报告显示，孕妇每日饮用 8 杯以上的咖啡因将会面临流产或胎死腹中的危险。

报告说，每日喝 1 杯半至 3 杯咖啡的孕妇比不喝咖啡的孕妇的胎儿死亡率高 3%，每日喝 4 ~ 7 杯的孕妇这一风险将增加

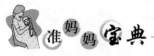

33%，而每日喝咖啡超过 8 杯的孕妇面临的风险则会增至 59%。另外，喝咖啡对妊娠超过 20 周的孕妇的影响更为明显。

孕妇饮咖啡可致孩子矮小

形体矮小除了与遗传和气候因素有关之外，饮食习惯也是一个很重要的因素。

在德国，对千名以上孕妇所进行的一项调查性研究揭示，每日喝 3 杯以上咖啡者，所产下的胎儿，体重都没有超过 2000 克者，明显地比不饮咖啡或少饮咖啡的孕妇所产的婴儿都要小。

因此，为了孕妇也为了后代的健康，在怀孕期间，最好不要饮用或少饮用咖啡。

过量饮用功能饮料会致孕妇流产

市面上大多数的功能饮料咖啡因含量严重超标，达到普通汽水的 3 ~ 4 倍。专家指出，长期饮用功能饮料，过量摄入咖啡因会导致孩子头痛和失眠，会增加孕妇流产和婴儿体重不足的危险。

孕妇吃凉食要适可而止

很多女性怀孕后贪吃冷饮等口感比较凉的食物，甚至在冬天也大吃冷饮等食物。医生提醒冬天里孕妇可以吃凉食，但一定要适量，否则可能会对胎儿有不良影响。

专家指出，很多孕妇喜欢吃凉的，这和怀孕后人体代谢快有关。孕妇吃凉的食物会感觉比较舒服。一般来说，孕妇在冬天里吃凉的食物没问题，但一定要注意不能暴饮暴食，要适当地少吃，千万别把胃吃坏。尤其在怀孕晚期，孕妇的胃黏膜充血，如果过量吃凉的食物，胃黏膜受到刺激后很容易引发急性胃炎、腹泻等，有的还会呕吐，在这种刺激下很可能引起宫缩，导致早产。另外如果吃药治疗也可能影响到胎儿的健康。因此，医生建议孕妇在冬天可以适当吃西瓜、冰淇淋等凉的食物，但一定要适可而止。

孕期慎用补品

有些人认为妇女怀孕后吃补药母体和胎儿会双得益。岂不知对于不缺乏营养的孕妇来说，补之太过则会影响正常饮食营养的摄取与吸收。补药过量有可能引起人体整个内分泌系统紊乱与功能失调，甚至发生围产期高血压和出血倾向。另外许多含激素量较多的补药，如果滥用则会影响胚胎的正常成熟，干扰胎儿生理发育进程，从而埋下了将来胎儿性早熟的祸根。

孕期营养应分阶段均衡摄入，营养缺乏与营养过度都是有害的。为了母亲健康，体质良好无病的孕妇，与其吃补药，不如在饮食调理上动脑筋。

孕妇饮食保健的误区

误区一：补钙要喝骨头汤

怀孕时"一人食两人用"，孕妇的营养一定要予以保证，尤其是钙的摄入量。为了补钙，有的孕妇便按照老人们的指点猛喝骨头汤。其实，喝骨头汤补钙的效果并不理想。这是因为骨头中的钙不容易溶解在汤中，也不容易被肠胃吸收。相对而言，具有

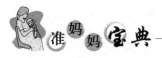

活性成分的钙片、钙剂更容易被人体吸收，如葡萄糖酸钙、碳酸钙等。人体每天必须吸收的钙量是1500毫克，如果膳食平衡的话，大多可通过食物摄取。

误区二：多吃动物胎盘好安胎

有的孕妇平时稍有点磕磕碰碰，觉得身体不适，便要医生给打"安胎针"，还有的信奉"吃什么补什么"的道理，四处搜罗动物胎盘、卵巢来进补。但打"安胎针"是有严格的诊疗标准的。"安胎针"补充的是黄体酮，动物胎盘、卵巢等也含有黄体酮。这种激素在孕妇出现阴道少量流血等流产先兆时，能够起到稳定妊娠的作用，但是，如果没有流产先兆却使用人工合成孕激素类的药品，一旦过量，就会影响胎儿生殖器官的发育。

误区三：妊娠期间吃糖易得糖尿病

有的孕妇担心患上妊娠期高血压、糖尿病，从怀孕开始就拒绝吃糖、巧克力。其实，这是出于对妊娠期糖尿病的发病原理的误解。正常人摄入的碳水化合物在体内会转化为葡萄糖，如果有剩余，则会通过胰岛素的作用，转化为糖原储存在肝脏或者变为脂肪。而妊娠期间，胎盘可以分泌对胰岛素进行抵抗的物质，以保护胎儿获得充分的糖供应。但如果孕妇摄入的糖越多，胰岛素消耗得越多，而遭遇胎盘分泌物质的"抵抗"也越多，直至不堪负荷，就会出现糖尿病的症状。

因此，正常女性特别是偏瘦的女性根本不需要对糖避之不及，肥胖女性、以前在妊娠期曾患有糖尿病的孕妇，虽然不宜多吃糖，但也不该一点糖都不吃。

误区四：呕吐厉害要多吃零食

怀孕初期常有呕吐、恶心、胃口不佳等症状，嗜好吃酸辣。为了压制孕吐，有的孕妇索性餐餐吃话梅等零食。殊不知这样并不能缓解孕吐。孕吐是由于胃酸分泌不足、胃肠功能失调所致。

虽然酸辣口味的食物可以刺激胃酸分泌，但如果长期大量食用，终究会损害肠胃功能。如果孕妇孕吐得厉害，要尽快到医院补液，并进行治疗才能缓解症状。

孕妇贪杯贻害后代

专家称，孕妇即使只饮中量的酒，也会危及婴儿，使其容易发生白血病（俗称血癌）。研究显示，妊娠期的妇女饮用任何种类的酒 1～20 次，将使婴儿发生急性髓性白血病的危险性比不饮酒者所生婴儿发病的危险性高 3 倍。特别是妊娠后期饮酒者比不饮酒者，婴儿发生急性髓性白血病的危险高 10 倍，发生急性淋巴性白血病的危险增加 2 倍。

医学家推测，酒精增加白血病的危险，可能是由于它激活了肝微粒体酶，并参与致癌前期的代谢。另外，酒精能抑制抗原特异性 T 淋巴细胞的增殖，并降低单核细胞与巨噬细胞的吞噬作用，这些影响免疫的因素，也是促使白血病发生的原因之一。

有关文献指出，在嗜酒成癖者家中，只有 17% 左右的婴儿出生时身体健康，其余婴儿则多有心身缺陷，其中，9% 的婴儿出现脑水肿和白痴，8% 的婴儿有癫痫和严重生理缺陷。

近年来医学研究发现，如果孕妇饮酒，会给胎儿带来许多更为有害的影响，其中，最为多见的是胎儿酒精综合征（简称 FAS）。这些婴儿出生后，表现为头部、面部、尿道和其他器官畸形，神经功能障碍，生长发育落后，而其中智力低下最为常见且严重，FAS 特征愈明显，其智商则愈低。专家们的研究指出，妇女在怀孕期饮酒生下的婴儿，19 个中就有 14 个（约占 74%）出现智力降低，多数新生儿表现出易惊、吸吮力较差和听觉过敏等神经损害和行为异常。他们在 24 小时中睡眠时间较少，睡眠

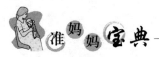

时也易惊醒、不安、躯体多动等。

专家认为，不论母亲在怀孕期饮酒还是在妊娠前饮酒，都可以引起胎儿生长迟缓，同时，对孩子出生后相当长时间乃至学龄期脑功能都有不良影响，患轻微脑功能障碍（即多动症）的发病率高，智商很少达到或超过85。

新近的医学研究还发现，FAS患儿可能有远侧肾小管功能受损，表现在患儿的尿浓缩功能有缺陷，氢离子和钾离子排泄受损。故FAS患儿极易发生严重脱水和酸中毒，这也是患儿生长落后的原因之一。另外，还发现FAS患儿尿的排锌量增加，致使血锌降低。如产前缺锌严重，常可致胎儿畸形。

孕妇饮酒可致早产

饮酒导致孕妇早产的危险性早就有学者阐述。近年的研究几乎都证实了酒精能缩短妊娠期，尤其是孕妇于妊娠末3个月中有两周时间饮酒，哪怕每次饮酒量都不很大，也有引起早产的危险性。如果酗酒的话，则发生早产的危险性更大，同时会引起胎儿酒精中毒综合征，甚至造成胎死宫内。

酒精有可能通过与前列腺素相互作用而引起早产。研究表明，前列腺素增多可提前触发分娩过程，一旦分娩发动，则胎儿难免会提前离开母体而来到世界上，但因其并未发育完全，因而会带来一系列新生儿健康问题。

所以，孕妇应慎饮酒，尤其是妊娠末3个月不宜饮酒，更应避免酗酒，以降低早产发生率，保护胎儿，直至足月分娩，降低新生儿期发病率和死亡率。

虽然甜酒所含的酒精浓度比白酒低，但妇科专家认为，为了优生优育，孕妇在整个妊娠期内，应滴酒不沾。至于甜酒可补益孕妇身体的说法，目前尚缺乏足够的科学依据，即使如此，与酒精给胎儿带来的危害相比，仍然是得不偿失的，所以孕妇也不宜饮甜酒。

适量运动对孕妇和胎儿大有好处

现代医学研究和大量调查结果都表明，适宜的运动对母子的健康颇为有益。那么，适宜的运动究竟有哪些好处呢？

1. 适宜的运动有助于增强心脏收缩力，加速循环，有利于下肢血液回流，可减轻妊娠期间所出现的下肢浮肿、酸胀、麻木及下肢静脉曲张等症状。

2. 能防治孕期所易生的便秘。孕妇由于生理性的改变，尤其是怀孕后期多懒于活动，加上受中国传统习惯的影响，长时间卧床，因而易产生便秘。纠正不良习惯，进行适宜的活动，具有防治便秘的作用。

3. 可加强孕妇的呼吸和消化功能，增加体内的氧含量，以满足体内胎儿发育的需要。同时还可增加食欲，满足胎儿正常发育所必需的营养。

4. 能改善孕妇睡眠，缓解精神紧张，稳定情绪。

5. 适量的活动可使孕妇骨盆肌肉得到一定锻炼，对防止难产、产道损伤等具有不可忽略的效果。

6. 提高身体免疫功能，有效地防止多种疾病的发生。这不仅有利于孕妇的健康，而且也有益于体内胎儿的正常发育。

孕妇参加体育运动须知

在妊娠期，孕妇身体情况良好，没有妊娠并发症，适度而有

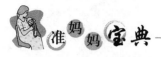

规律的运动比静止的生活方式更能促进妊娠的良好进展，也就是说，适度的体育活动对孕妇是有益的。

即使是平时不爱活动的孕妇，如能坚持做一些有益的活动，可提高机体的适应力，使自己处于一种良好的体能状态，有助于度过妊娠分娩这一特殊的生理过程。

那么，孕妇参加体育活动要注意些？第一，活动量不宜过大，可选择散步，打太极拳，舞剑，做体操等，怀孕头 2 个月和最后 3 个月尤其要注意活动量，最后 3 个月只可进行适当的散步。第二，有先兆流产、早产、先兆子痫、胎儿宫内生长迟缓等情况的孕妇，不可参加运动。第三，严禁参加有危险性、高强度的运动。

孕早期的运动

怀孕的头 3 个月，因胎盘尚未完全形成，维持妊娠的激素水平不稳定，容易发生流产。因此这个阶段应适当注意休息，劳逸结合，避免剧烈的运动和疲劳，减少性生活次数，那些有流产史或早孕期间有先兆流产迹象的孕妇，应避免性生活。

孕中期的运动

孕中期（13～28 周）胎盘已经形成，宫内情况相对稳定，已经度过了早孕流产的危险，可以进行适度的活动与运动，包括旅游，但仍需注意劳逸结合。可以恢复性生活，但应避免性生活过频或性高潮导致的子宫收缩。

如怀孕前有运动习惯，怀孕时仍可维持相同运动量，像跳舞、慢跑、游泳等。但怀孕前没有运动习惯，就不宜在怀孕时增加新的运动项目，仅应从事散步等轻松的活动，以免体力无法负担，增加受伤可能。

事实上怀孕时维持一定的运动，对胎儿和母亲都有好处。可使母亲的血量增加，改善焦虑心情，生产产程会缩短，自然生产机会增多，胎儿窘迫几率降低，平均胎儿体重比不运动的妈妈少（胎儿脂肪减少了），且运动的母亲所生之宝宝，运动神经元的发育比一般新生儿更快。总而言之，若想让生产更顺利，维持产后身材与体力，妇女在怀孕前就应开始培养运动习惯，并在怀孕过程中持之以恒，这不只会使宝宝变得强壮，而且孕妇即使经历怀孕生产的煎熬，也一定依然是美丽动人。

但有妊娠并发症的孕妇运动会受到一些限制，像高血压、多胎妊娠、心脏疾病、前置胎盘或有早产现象的孕妇，均不适合运动。

孕晚期的运动

到了怀孕晚期，孕妇的行走、睡眠等等日常活动都会受到胎儿的影响，为了保证胎儿的健康成长和维护孕妇自身的健康，怀孕以后应当注意保持正确活动姿势。

下楼时要握住扶手防止身体的前倾、跌倒。

上楼时拉住楼梯的扶手，可以借助手臂的力量来减轻腿部的负担。

平时行走时，应该抬头，挺直后背，伸直脖子，收紧臀部，保持全身平衡，稳步行走。

坐下时，最好选择直背坐椅（不要坐低矮的沙发），先保持背部的挺直，用腿部肌肉的力量支持身体坐下，使背部和臀部能舒适地靠在椅背上，双脚平放在地上。

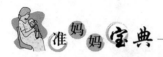

起立时，要先将上身向前移到椅子的前沿，然后双手撑在桌面上，并用腿部肌肉支撑抬起身体，使背部始终保持挺直，以免身体向前倾斜，牵拉背部肌肉。

站立的时候，要保持两脚的脚跟和脚掌都着地，使全身的重量均匀地分布在两只脚上，双腿要直，向内向上收紧腹壁，同时收缩臀部，双臂自然下垂，放在身体的两侧，头部自然抬起，两眼平视前方。

不要直接弯腰从地上拾起物品，以免用力过度导致背部的肌肉和关节损伤。应当先慢慢蹲下，拾起物品后再慢慢站起来。

当需要拿高处物品时，千万不要踮起脚尖，也不要伸长手臂，以免不慎摔倒，最好请在家中的亲人帮助。

几种适合孕期的运动

1. 游泳

适合孕前一直坚持游泳的孕妇，由于身体能被水浮起来，不易扭伤肌肉和关节，可以很好地锻炼、协调全身大部分肌肉，增进耐力。

2. 慢步舞

选择柔和悦耳的音乐，跟着节奏慢慢起舞，既可摇摆骨盆，增加腿部力量，又是一种精神享受。

3. 孕妇体操

专门为孕妇设计的，针对怀孕13周以后的孕妇，可进行有目的、有计划的锻炼，改善孕期的不适感，增加身体的弹性，有利于分娩和产后的恢复。

水中健身促顺产

国外研究表明，在孕期进行水中健身有以下四大好处：

1. 减少或消除妊娠反应

水的浮力能够减轻支撑妊娠子宫的腰肌和背肌的负担，从而缓解或消除在孕期常有的腰背痛症状。同时，准妈妈在水中健身，可以减少胎儿对直肠的压迫，促进骨盆内血液回流，消除淤血现象，有利于减少便秘、下肢浮肿和静脉曲张等问题的发生。

2. 促进顺产

在水中运动时，水对胸廓的压力可以使呼吸动作加强，增加肺活量，这有利于准妈妈日后在分娩时长时间地憋气用力，缩短产程。在水中体位的变化，有利于纠正胎位不正，促进顺产。同时，在水中进行腰、髋部针对性的训练可以加强腹直肌、腹外斜肌、腰肌的力量，可帮助增加准妈妈在分娩时的力量。

3. 有利于母儿健康

在水中，两臂划水、打水或蹬水，全身都运动起来，再加上水对皮肤血管的"按摩"作用，这既有利于增强准妈妈的体质，又有利于胎儿更好地发育。

4. 有利于分娩后体型恢复

准妈妈比较适合的是小负荷的运动，比如，在水中可做行走、划水、抬腿的动作。动作要比较轻柔，这样通过水流的按摩，身体可以充分放松。同时身体小肌群协调锻炼，有助于准妈妈保持健美的体型，同时可帮助分娩后体型的恢复。但需要注意的是在水中不宜做压迫腹部的动作，仰卧比较好，同时动作要恰当，动作幅度不能太大。

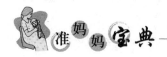

孕妇最宜散步

孕妇散步可以提高神经系统和心肺的功能，促进新陈代谢。有节律而平稳的步行，可使腿肌、腹壁肌、心肌活动加强。由于血管的容量扩大，肝和脾所储存的血液便进入了血管。动脉血的大量增加和血液循环的加快，对身体细胞的营养，特别是对心肌的营养有良好的作用。同时，在散步中，肺的通气量增加，呼吸变得深沉。因此，散步是增强孕妇和胎儿健康的有效方法。

散步的时间，最好选出清晨和傍晚，请丈夫陪同效果更佳。

孕妇散步远离马路

虽然现在汽车用的多为无铅汽油，但无铅汽油只是除去了汽车尾气中众多有害物质中的铅污染。汽油燃烧过程中，还可产生一氧化碳、二氧化硫、氮氧化物以及众多的非甲烷烃类废气等有害气体，这些有害气体被吸入人体，在人体内蓄积后，能伤害人体的正常细胞和组织。对孕妇来说，这些有害气体进入体内后，有可能通过胎盘进入胎儿体内，给胎儿带来不良影响。所以，无铅汽油并非无害汽油。

除了汽车尾气中的有害物质外，马路上的尘埃也不容忽视。在尘土飞扬的马路边散步、逗留，每次呼吸吸入的尘土微粒是平时的数十倍乃至上百倍。这些尘土微粒随呼吸进入肺部深处，作为一种经常性的刺激物留在呼吸道内，长期持续地刺激黏膜，会使之产生炎症，影响孕妇健康，累及胎儿。所以，孕妇散步应注意远离马路，而到绿草丛生、绿树成荫的绿地、广场及公园里去散步。

孕妇骑自行车注意什么

平时骑车技术较好的孕妇，可以骑自行车。骑自行车还是一种运动方式，可以增强肌肉的力量，促进新陈代谢，有利于将来的分娩。但是应该注意：

1. 要骑女式车，不骑男式车。因男式车有横梁，孕妇体笨，上下车时容易使会阴部撞到车的横梁而受损伤，造成会阴部皮肤破损，甚至出血，或引起皮下血肿，外阴或阴道内血肿。

2. 上车的姿势要从前上，不要从后上，以免腹部与车座碰撞。

3. 速度宜慢些，不要用力过猛，过度用力会引起盆腔充血。

4. 车座宜低不宜高，以防摔倒跌伤。急刹车时，低座车可由前面紧急下车，或两脚踏地，保证安全无恙。

5. 怀孕晚期不宜再骑自行车。

妊娠后期莫远行

孕妇自怀孕到分娩的整个妊娠期，自我保健非常重要，尤其是在妊娠后期（怀孕 7 个月以上）不宜长途旅行，否则，对孕妇和胎儿的健康都不利。

妇女怀孕后，体内各系统都会发生很大的变化，到了妊娠后期这些变化更为明显，子宫、乳房逐渐增大，血容量逐渐增加，内分泌系统以及新陈代谢旺盛，使肝脏、肾脏、心脏的负担明显加重。其次，胃酸分泌减少，胃蠕动增加，出现腹胀和便秘；骨盆韧带变软，关节略松，严重时可造成关节疼痛。如果此时长途旅行，孕妇会因乘车时间过长，体力消耗过度，食欲不佳，睡眠

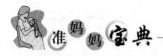

不足等而诱发疾病。一些不良环境因素的作用（如旅途颠簸、天气变化、环境嘈杂等），也不利于胎儿的生长发育，甚至会导致早产。

另外，孕妇妊娠后期不要出远门，以避免旅途中突然临产，可能发生危险。

做产前保健操并非人人适宜

做产前保健操可以锻炼骨盆，为分娩打基础。但产前保健操并非人人适宜，如果运动不当伤及胎儿，很可能流产。有过流产史或前置胎盘的孕妇宜静养，每天保持半个小时散步也能达到锻炼目的。

孕妇运动九项注意

尽管孕妇适当运动有利于自身和胎儿的健康，但女性在怀孕期间的生理变化会导致其韧带松弛，进行伸展运动时应该注意适度，不要按照怀孕前的习惯去运动。

以下是孕妇运动时需要注意的九点事项：

1. 运动前应向医生咨询，了解何种运动适合自己。

2. 运动时应穿着宽松的服装，如果下水游泳，应穿专门为孕妇设计的游泳衣。

3. 运动前和运动时要喝足够的水，运动中要注意多休息。

4. 不要在太热或太潮湿的环境里活动。

5. 运动前后一定要进行热身和放松活动，尤其要注意活动韧带部位。

6. 怀孕超过 4 个月后，应避免仰卧姿势的运动，因为胎儿的重量会影响孕妇的血液循环。

7. 运动时如何从仰卧到站立有讲究，应先侧卧，然后用一只手的肘部和另一只手支撑身体，慢慢转成坐姿后再站起。

8. 运动时注意测量脉搏。孕妇运动的强度应控制在每分钟脉搏 150 次以内。

9. 千万不要从事过于剧烈的运动。孕妇运动时应始终保持可以正常说话的状态，如果孕妇本人呼吸出现困难，胎儿就可能缺氧。

孕妇不宜的运动

并非所有的运动项目都适合孕妇，专家的建议是：

1. 禁止潜水。

2. 不要爬超过 2500 米高的山。

3. 不要参加身体接触性项目。

4. 避免参加短距离赛跑。

5. 不要在大热天锻炼。

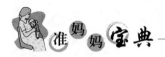

孕妇的就医与用药

为什么要进行孕期检查

如何才能使母子安全度过孕育阶段？坚持孕期检查是一个重要环节。一个新生命在母体内成长，从受孕到胎儿发育成熟出生，一般要经过 280 天的时间，俗话说"十月怀胎"就是按 28 天为一个月计算的。在这 10 个月中，由于受精卵在母体内发育，将引起母体各方面发生一系列的变化，其中大多数孕妇的变化是正常的，但有一些人的变化是不正常的。如有的刚刚怀孕，就呕吐厉害，不能进食，比一般早孕反应重，称之为"妊娠恶阻"，严重者会发生酸中毒；有的怀孕后下腹经常下坠或疼痛，甚至有流血现象；有的人怀孕后，特别在怀孕 5 个月以后，出现血压升高，下肢明显水肿或头痛、眼花甚至抽风；有的妇女怀孕前就有其他病，但平时可能没有反应，自己也不知道，孕早期也没有什么感觉，如不及时检查治疗，随着孕月增长病情可能越来越明显，严重者会影响母子生命安全；有的人身体健壮，但骨盆小；也有人骨盆正常，但由于胎儿长得大而不容易通过骨盆，造成难产；也有的胎儿本身发育不正常如死在子宫中、胎儿发育畸形、胎位不正等等。所有这些不正常的变化，在整个孕期都有可能发生，如不检查就难以发现。

孕期检查的原则是，早期检查，定期检查，接近预产期及有异常情况勤检查。怀孕后的 12 周前检查一次，28 周前每个月检查一次，28～36周后每半个月检查一次，36～40周每周检查一次，整个妊娠期需要检查13次。

怀孕7个月要查血糖

在妊娠糖尿病孕妇中，除少部分是怀孕前就患有糖尿病以外，80%～90%是由怀孕引起的。应在怀孕24～28周时到医院进行糖尿病筛查。对于有糖尿病家族史、年龄偏大或肥胖的糖尿病高危人群，怀孕后应尽早接受糖尿病的筛查。

妊娠期妇女勿忘查癌

近年来，妊娠和哺乳期妇女患乳腺癌的比率不断升高。由于妊娠和哺乳期乳房的生理变化，乳腺有渐进性增大和肿胀，偶尔可扪及肿块，容易与肿瘤混淆，掩盖了乳腺癌的早期临床症状，失去了早期发现的机会，一旦发现已届晚期，会造成难以挽回的后果。

而且妊娠和哺乳期乳腺癌生长异常迅速，恶性程度较高，预后较差。研究发现，这些患者的肾上腺皮质激素水平高于正常人，而外周血中T淋巴细胞低于正常人，说明其免疫功能低下。同时，由于在妊娠后期和哺乳期中，垂体和胎盘组织分泌的催乳素水平较高，刺激乳腺组织增生和泌乳，促进肿瘤异常迅速地生长，并可通过淋巴和血行转移，预后较差，往往造成生子丧母的严重后果。

因此，即将喜得贵子的妊娠期妇女要提高警惕，在常规体检中，不仅要注意胎位和胎儿发育情况及相关的妇科内容，而且要注意乳房的异常变化。除坚持自检外，还应定期请专科医生检查，以便早期发现病变，早期确诊和治疗。

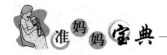

孕期容易得哪些病

孕期容易得消化道疾病。这是因为怀孕初期一系列的反应使饮食量减少，往往是空胃在蠕动，或者是反应过后饮食量突然大大增加造成的。如果原来就有胃病，这时可能加重。所以，孕期要注意调节饮食。

孕期容易感染各种传染病。这主要是因为身体增加了消耗，抵抗疾病的能力下降下。所以要加强预防措施，注意饮食卫生，少出入公共场所。特别是传染病流行季节，更应该提高警惕。已经患病的，要及早请医生治疗，避免发展严重，危及母子安全。

原来有痔疮的，怀孕后由于水分需要量增加，大便干燥。同时由于会阴、盆腔内静脉受胎儿的压迫，血液流通不畅，所以痔疮可能加重。

孕妇需要就医的症状

孕妇在怀孕期间大部分身体反应都是正常的，但有些症状则表示出问题了，需及时就医。

1. 频繁呕吐

轻度呕吐，为早期妊娠反应，几周后可自愈，不必介意。若频繁呕吐，导致水、电解质平衡紊乱，则会危及母子安全。

2. 阵发腹痛

预产期未到前，若孕妇发生腹痛，尤其是小腹阵阵作痛，且伴有下坠感和阴道流血，则可能为流产、早产或胎盘早期剥离。

3. 胃部烧灼感

通常在怀孕后半期，胃部会出现烧灼感。其特征是胃中有种如火烧的感觉，且常上升至喉咙。

4. 风疹

孕期头 4 个月内，如孕妇发生风疹病毒感染，对胎儿危害甚大，30% ~50% 胎儿可发生畸形。因此，若患风疹时，应到妇产科进行全面检查，以采取补救措施，必要时进行人工流产。

5. 阴道流血

整个孕期，如出现阴道流血，伴有小腹痛，应考虑为流产、宫外孕、胎盘早期剥离和早产，要及早就医。但妊娠头 1 个月，可能有少量月经，若无其他症状，这是正常的，不必惊慌。

6. 严重浮肿

妊娠中后期，孕妇下肢轻度浮肿，无其他不适，属正常现象，但如出现严重浮肿，伴有尿少、头晕或心慌，尿中出现蛋白等异常，应马上就医。

7. 心慌气短

妊娠后期，孕妇在从事较重的体力活动时出现心慌气短，多属正常现象。但轻度活动或静止状态也出现明显心慌气短，应考虑到是否合并心脏病。

8. 全身发黄

孕期如发现皮肤、眼球发黄，小便亦发黄，伴有恶心呕吐、厌食油腻及乏力等症状，要想到合并病毒性肝炎的可能。

9. 阴道流水

妊娠晚期，未到预产期如发生阴道流水，可能是早期破水，容易发生难产，对胎儿威胁很大。

10. 胎动异常

在 20 周后，出现胎动异常或停止时间超过 24 小时，应及时就医。

11. 剧烈头痛

持续时间长达两个小时的剧烈头痛。

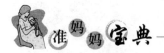

12. 视力障碍

如视力模糊或复视。

13. 晕厥或眩晕

在怀孕的早期感觉到头重脚轻有可能只是一种正常的妊娠反应，如症状持续或加重，则应及时诊治。

14. 体重陡增

体重的增长每周超过 1 千克，而且不是因为吃得过多。

15. 瘙痒

是胆汁淤积症的常见表现，多发于孕 28 ~ 32 周，症状以四肢为主，其次是腹部，夜间瘙痒尤其厉害，其主要是危及胎儿的安全。

如何对付孕期疼痛

1. 头痛

怀孕早期如果出现轻微的头痛，一般属于正常的早孕反应。但是如果在怀孕 6 个月后出现逐渐加重的头痛，并伴有呕吐、胸闷，甚至出现下肢水肿、高血压和蛋白尿，则属于妊娠高血压综合征的症状，应立即就医。

2. 胸痛

好发于肋骨之间，犹如神经痛，有的则表现为肝区痛，或在背部沿脊柱两侧疼痛。可能是由于妊娠引起的缺钙，或是由于膈肌抬高造成胸廓过度膨胀所致。服用少量镇静剂或适量补充钙质，可以减轻症状。

3. 手臂痛

常发生在怀孕中期的凌晨。有些孕妇只是感到胳膊沉重，不能抬高；有的则出现抽筋样疼痛，或有蚂蚁爬行感。这是由于怀孕引起的脊椎骨变化，压迫神经的结果。可在睡觉时用两只枕头把双肩部垫高，平时避免做牵拉肩膀的动作。

4. 胃痛

孕期消化器官的肌肉蠕动减缓，常有胃部胀气、饱满感，或反酸水和胃痛。这是怀孕引起的胃部逆行蠕动，致使胃内酸性容物反流刺激黏膜引起的。这种胃痛可服用多潘立酮之类的药物，并采取半卧位。

5. 腹痛

妇女怀孕期会感到骨盆内有牵引痛和下坠感，一般属于子宫后倾或是怀孕后盆腔血管充血扩张所致。一旦腹痛剧烈且伴有阴道出血，应迅速就医。

6. 腰痛

孕妇的肚子隆起，其身体重心前移，形成挺胸凸肚的姿态。这种姿态造成腰部脊柱的过度前凸变曲，从而引起脊柱酸痛。这种腰痛是正常生理现象。应注意休息，避免长时间站立，适量补钙，扎上孕妇腹带，能减轻疼痛。如果右腰部及右下腹部疼痛，并向右大腿放射，同时伴有尿频、尿急等尿路感染症状，则是一种称为"卵巢静脉综合征"的妊娠期并发症，应及早去医院诊治。如腰痛明显，且伴有阴道出血，要注意流产或早产的可能。

7. 腿痛

常发生在小腿与大腿的后侧面，与坐骨神经痛相似。如同时患有下肢静脉曲张，则疼痛更加剧烈。从怀孕 5 个月开始，双腿还可能发生痉挛抽筋，其原因可能由于孕期神经肌肉兴奋性增强，或是缺钙、缺维生素 B 所致。适量补充一些钙片或维生素 B 可以减轻症状。

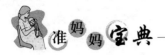

孕妇呕吐是胎儿的自卫反应

呕吐是孕妇常见的早孕反应之一。主要表现为早晨空腹时有轻度的恶心呕吐，也有些孕妇可能会持续呕吐，不思饮食。近年来，欧美一些医学家根据自己的研究成果提出了一种新看法：孕妇呕吐，实际上是胎儿为了避免有毒物质的侵害而进行的一种自卫反应。轻度呕吐有益于胎儿健康。

医学专家们解释说，人们平常吃的各类食物中含有一些对人体有微弱危害的毒素，这些毒素对正常人并不构成威胁，人体也不会有什么不良反应。但对孕妇来说就不同了，她们腹中弱小的生命不能容忍母体对这些毒素无动于衷，因为这些毒素一旦进入胚胎，就会影响胎儿的正常生长发育。为此，胎儿便通过分泌比正常值高出 5 倍的雌二醇等激素，使母亲孕期的鼻子特别灵，呕吐中枢也格外敏感，一闻到"不利"的气味就发生呕吐反射，这样就能最大限度地把毒素拒之门外。此外，孕妇妊娠初期胃口常常不好，食物在胃内的滞时间也相对延长，机体有充足时间进行"检毒"，一旦察觉饮食中"混入"有毒物质，便会通过十分敏感的呕吐中枢将可疑物一吐了之。

因此，孕期有轻微呕吐不必过于担心或恐惧。孕妇只需保持心情舒畅，多吃含有维生素的食物，忌油腻。个别呕吐严重者，可向专科医生求治。

防孕妇晨吐有妙招

据美国"网络医学博士"网站介绍，有 10 种方法可能避免孕妇晨吐，或是将晨吐症状减轻到最低。

1. 充分休息。压力过大，很可能会加剧晨吐症状。可以使用一种孕妇枕头来保护背部和胃，并保证拥有一个充足的睡眠。

2. 早晨少量吃东西。在胃里留存一些东西，能防止恶心呕吐。

3. 不要过长时间呆在电脑或电视前面。屏幕上无法察觉的快速闪烁，会加重晨吐症状。

4. 锻炼，特别在怀孕早期必须坚持锻炼。

5. 喝水时加些苹果汁和蜂蜜，有助于保护胃。

6. 吃些苹果酱。它能稳定胃部活动，驱走晨吐症状。

7. 多吃一些梨或橘子。

8. 吃一个烘烤过的土豆，或早餐吃根香蕉。香蕉里含有钾，能减少晨吐。

9. 穿着尽量舒适。腰部太紧的服装会加剧晨吐。

10. 服用儿童维生素代替产前维生素。这种维生素更容易消化。

此外，孕妇还要学会分散自己的注意力。如果太在意，晨吐症状可能会加重。因此，当孕妇感到不舒服时，应做几道智力题，打牌或看书。这可以帮助孕妇放松，预防晨吐症状。

喝水治孕吐　胎儿不中毒

发生妊娠呕吐时多喝些水，可以降低"外来毒素"的浓度，促使它们从尿液中排出，同时可以避免因剧烈呕吐而导致身体脱水。而且水还可帮助代谢，会降低血液中荷尔蒙和黄体激素的浓度，减低身体的不适。所以，多喝水是缓解妊娠呕吐的一项简便有效的方法。

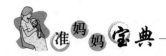

孕期反酸水怎么办

孕期反酸水，指的是胃酸从胃逆流到食管，引起胃灼热、胃酸等不适反应。发生反酸水的现象与怀孕后体内的孕激素和雌激素水平升高有关。适当地调整一些生活习惯，就可以改善。

1. 避免食用一些容易产生酸水的食物，例如红薯、土豆等。

2. 勿饮用酸性强的饮料和液体，例如浓醋、柠檬汁、酒、咖啡等。

3. 避免穿过紧的内衣裤，皮带不要扎得太紧。

4. 饭后不要立即卧床，每餐不要吃得过饱。

如果反酸水的情况比较严重，可以寻求医生的帮助，服用一些对胎儿无害的药物。

孕妇发烧怎么办

孕妇与胎儿的生理特性，毕竟与一般人不同，因而在面对发烧时，也应该区别看待。究竟孕妇发烧时该如何照顾，才可确保母体与胎儿的健康？

首先找出发烧的原因，适度降温。除了找出发烧病因之外，对孕妇来说，适度的退烧是有必要性的。发烧常增加孕妇的新陈代谢率，且会同时合并许多不适的症状，如头痛、食欲不振、全身倦怠、心悸甚至脱水等，更增加孕妇心肺功能的负担，所以要选择适度退烧。一般而言，若孕妇的体温未高过 38.5℃，且无明显的不适症状，就可以考虑以物理方法帮忙退烧，如用温水反复擦身，在腋窝、额部和腹股沟部放置冰袋等。

退烧药尽量不用。至于何时才考虑使用药用药物，也因人而异，但若体温高于 38.5℃ 以上且伴有不舒服的症状时，则可以考虑在医生的指导下使用药物辅助，否则会伤害胎儿。

必须特别重申的是造成发烧的病原体本身对母体及胎儿的伤害要比发烧更重要，所以孕妇发烧时，重要的是找出发烧的病因，对症下药。若是一般由感冒引起的发烧，不论对孕妇或胎儿而言，预后应该是很好的。

孕妇当心高血压

妊娠期高血压综合征发病率大约为 5%。这时候孕妇的血管和老年人一样脆弱，天气稍微变化或者情绪激动，血压就可能上去了。一般说来，年轻初产妇，高龄初产妇，有慢性高血压、肾炎、糖尿病病史，营养不良或身体矮胖的孕妇最容易得病，主要表现是浮肿、高血压、蛋白尿。

孕妇高血压怎么办

孕妇高血压通常发生在妊娠 20 周后，表现为水肿，血压高，头晕，眼花，头痛，甚至抽搐等一系列症状。临床上把妊娠期高血压分为轻度子痫前期、重度子痫前期、子痫。对轻度妊娠期高血压要早发现，早诊断，早治疗，并且密切注意病情的变化，将血压控制在正常范围，防止病情向重度子痫前期发展，以保证孕妇健康和胎儿的正常发育。对重度子痫前期的病人一经确诊，应住院治疗，以防止子痫的发生。对重度子痫前期的治疗原则是降血压、镇静等，根据孕妇病情和胎儿情况决定是否终止妊娠。

由于妊娠期高血压的病因不明，因此尚不能做到完全预防发病。但是，以下预防措施对及时发现妊娠期高血压有重要的

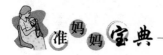

作用：

1. 饮食要清淡，不要太咸，但不需要忌盐，应避免进食过多的腌制食品。如果已有浮肿应限制盐的摄入。增加蛋白质、新鲜蔬菜、铁和钙剂的摄入。

2. 保证足够的睡眠和休息，采取左侧卧位较好。

3. 定期进行产前检查，有异常情况应提早复查。

4. 遵照医生的嘱咐，定期检查和治疗。

要及早预防孕妇中风

中风，主要有两种情况：一种是出血性的，俗称脑溢血，一种是缺血性的，也就是常说的脑梗死。孕妇中风多为出血性的，有可能造成生命危险。

造成孕妇中风常见的原因有以下两种情况：一种是先天性颅内血管畸形或血管瘤（比较少见），另一种是妊娠合并高血压综合征（简称妊高征）或高血压合并妊娠，如果治疗不及时就有可能引起脑血管破裂导致中风。

妊高征患者如果自己不重视，延误了治疗时机，就很有可能发生颅内出血。此外如果是高血压合并妊娠，这类患者由于病史比较长，孕前已有高血压，心、脑血管受损情况较重，如果孕期不做好监测、治疗，也比较容易发生颅内出血。

颅内出血，可以引起脑疝，严重时会导致孕妇死亡。即使不发生颅内出血，高血压本身也可引起胎盘早剥、胎儿宫内窘迫（缺氧）、胎儿宫内发育迟缓、死胎等严重并发症。因此，无论何种原因引起的妊娠期高血压，都应引起重视。

妊娠期间应重视血压变化，如果孕妇出现水肿、蛋白尿，血压较孕前基础血压升高大于30/15毫米汞柱，就应当马上进行正规的治疗。

患妊高征的孕妇，要注意以下几点：要吃低盐饮食；如果体重上升过快，要高度重视，注意有无隐性水肿发生；如有头晕、头痛、视物模糊等症状，应警惕血压升高；孕期定时进行检测，不要私自延长孕检的周期。每次孕检一定要测血压，让医生查看水肿情况，并检查尿常规。医生可以综合以上情况，及早进行针对治疗。只要做好预防，中风是可以避免的。

孕妇哮喘怎么办

怀孕的前 3 个月，如哮喘很明显，表现为呼吸困难，口唇紫绀，心跳很快，肺部哮鸣音明显，有可能导致胎儿缺氧，可请呼吸内科专家和妇产科专家会诊，考虑是否终止妊娠；如是 3 个月以后，应看当时的情况，最好在妇产科医生指导下考虑用药，如情况紧急，孕妇又要求继续妊娠，可考虑局部吸入用药；怀孕 6 个月后，可在医生的指导下，适当用一些对胎儿影响比较小的平喘药，如沙丁胺醇、万托林气雾剂。

对孕妇哮喘的处理原则为积极预防发作，及时缓解症状。

有哮喘病史的孕妇应尽量避免接触已知的过敏原，如粉尘、烟雾及冷空气，保持室内适宜温度和湿度，避免过分劳累及精神紧张，并注意预防呼吸道感染。

患有哮喘的孕妇要注意以下几点：①随时注意病情的发展，检测体温，如发烧38℃以上，应立即就医。②如出现痰黄或有别的颜色应引起重视。③呼吸困难时最好住院治疗。④禁食辛辣、油腻的食物，饮食宜营养丰富、清淡，可多吃新鲜蔬菜，适当吃点瘦肉。⑤平时应保持心情愉快，特别要注意镇静。⑥注意休息，生活要有规律。

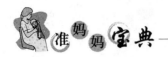

孕妇患肺结核怎么办

怀孕以后如果发现患有肺结核，应尽早确诊分型，如病情轻，只要积极治疗，对孕妇本身、对胎儿影响不大。如果肺结核已有肺功能不全，甚至已经影响到心脏而引起心肺功能不良，可使胎儿缺氧。胎儿轻度缺氧，会发育迟缓，出生后抵抗力差，体制脆弱，有的还可能在分娩中死亡；重度缺氧，可引起流产或死胎。因此，如发现孕妇患有重症或活动性肺结核，应妊娠头 3 个月内做人工流产。如在妊娠中后期发现肺结核，不宜中止妊娠，而应采用积极措施治疗肺结核，改善心肺功能。

孕妇肺结核病的治疗，也要早期介入，彻底治疗，并加强营养，注意休息。抗结核药联合应用时，要充分考虑到药物对胎儿的影响，如有无致畸或其他作用。常用的链霉素、异烟肼、利福平对胎儿有一定的影响，可能产生先天性耳聋或畸形等。

孕妇患活动性肺结核者，分娩后，婴儿应立即接种卡介苗，并与母亲隔离 6~8 周，避免感染。如母亲病情稳定，没有排菌，可考虑用母乳喂哺。

孕妇患胆囊炎怎么办

胆囊炎是一种常见的胆囊疾病，女性较多见，分为急性胆囊炎和慢性胆囊炎两种，常伴有胆结石。引起胆囊发炎的细菌可来自肠道，经胆道蔓延到胆囊，也可从血液或淋巴管扩散到胆囊。

妊娠以后，孕妇血液和胆汁中的胆固醇增高，而且胆囊排空的速度缓慢，胆汁中胆固醇与胆盐的比例发生变化，使得胆固醇沉积而形成结石，可诱发胆囊炎。

孕妇患胆囊炎，多数发生在妊娠晚期。胆囊炎急性发作，多数表现为右上腹剧烈疼痛，呈持续性且常有阵发性加剧，相当多患者有右肩或右上腰部的放射痛，伴有发烧、恶心、呕吐等。胆囊和胆管受阻有黄疸。

胆囊炎的治疗分为手术治疗和非手术治疗两种，一般先采用非手术治疗方法，做以下内科处理：

1. 采用解痉止痛剂。

2. 用清热解毒、疏肝利胆的中药。

3. 选用抗生素进行治疗。

4. 控制饮食，忌油腻，吃易消化、低脂肪的流质或半流质食物。慢性患者可适当进食素油，不必过于顾忌。

经过上述治疗，一般会有所好转。孕妇一般情况下更不宜做手术治疗，但病情不减轻，反复出现腹痛，有胆囊穿孔或弥漫性腹膜炎的表现时，则应及时进行手术治疗。

孕妇要查乙肝病毒指标

属乙肝病毒携带者的孕妇，几乎100%地会把乙肝病毒传染给下一代，按照我国乙肝病毒携带者人口的占有比例，每10个孕妇中就会有1个乙肝病毒携带者，而携带者往往并不自知，如果她所生的小孩未打乙肝疫苗，肯定就会成"小乙肝"。因此每一个孕妇都应该进行乙肝普查，以搞清自己是不是乙肝病毒携带者。如果不是，孕妇自己可以及时注射乙肝疫苗，以防在孕期感染乙肝病毒；所生的婴儿也应按0、1、6方案注射乙肝疫苗（即新生儿出生的第1天、第1个月、第6个月分别注射疫苗），以确保孕妇、婴儿不被感染。如果孕妇发现自己为乙肝病毒携带者，也不必惊慌，正确使用阻断乙肝病毒宫内传播的高效价乙肝

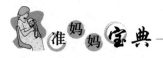

免疫球蛋白，可以起到很好的预防作用。乙肝病毒携带者孕妇从产前3个月起（怀孕的第7、第8、第9月份）每月分别注射一次高效价乙肝免疫球蛋白，新生儿出生后的4~8小时内，再给予200单位或400单位的乙肝免疫球蛋白和10微克的乙肝疫苗联合免疫，可大大降低新生儿的感染率。

孕妇乙肝表面抗原阳性怎么办

正常人群中，有一部分人血中乙型肝炎表面抗原阳性，但肝功能正常，也没有肝炎症状，称为乙肝病毒健康携带者。孕妇中，也有一部分是乙肝病毒携带者。对此，不必过于紧张，可以照常怀孕、分娩。

不过，据统计，携带乙肝病毒的孕妇中，有40%可将病毒传染给婴儿。其传播有三个途径：孕妇血中的病毒可通过胎盘使胎儿在子宫内感染；胎儿分娩过程中，如头皮有破损，或吞入产道中的血液，也有可能感染乙肝病毒；在产后哺乳过程中，婴儿也可能被感染。

妊娠期，如果是单纯的乙肝表面抗原阳性，没有发病，则可顺其自然。目前也没有能够使其转阴的特效药。

产后，按规定的程序及时给新生儿接种乙肝疫苗，使在婴儿体内产生乙肝病毒的抗体，这样也可以喂母乳。

孕妇患病毒性肝炎怎么办

妊娠期间，由于体内新陈代谢增强，肝脏负责加重，一旦患病毒性肝炎，不论是对肝炎病情的控制，还是对孕妇和胎儿的影响均很不利。一方面，怀孕合并肝炎易使肝炎病情加重，严重威胁孕妇及胎儿的生命。另一方面，怀孕患肝炎，如在早期还会使早孕反应加重；如在晚期，会使肝脏合成凝血酶和纤维蛋白原不足，以致使孕妇在分娩时易发生产后大出血；还易造成流产、死胎、死产以及先天性畸形，也可使新生儿感染上肝炎病毒或患病毒性肝炎。

由上可见，对孕妇患病毒性肝炎要特别重视。其治疗与一般肝炎相同，也是适当增加营养、低脂饮食、保护肝脏，不同的是对妊娠及分娩、产后的处理。

孕妇如在妊娠早期12周以内合并肝炎，为了保护孕妇的肝脏并从优生角度考虑，以做人工流产为妥。如在妊娠中晚期合并肝炎，应积极治疗肝炎，并预防早产及妊娠高血压的发生。如各种治疗无效，可考虑终止妊娠。

合并肝炎的孕妇分娩与产后要预防出血、感染。可在产前先用适当的止血药预防产后大出血，争取阴道分娩，并选用对肝脏损害小的广谱抗生素预防产后感染。母亲患乙型肝炎的，出生后的婴儿可注射乙肝免疫球蛋白。产后婴儿不宜用母乳喂养；回乳应避免用雌激素，可口服生麦芽、谷芽及用芒硝外敷乳房。

妊娠合并肝损怎么办

肝损即肝脏损害。病毒性肝炎或者药物都有可能造成肝脏损害，但这里所说的肝损，主要是正常妊娠过程中可能出现的一种肝脏损害。肝脏是人体中的一个重要的器官，具有参与碳水化合物、脂肪、蛋白质的代谢，解毒，防御，分泌胆汁，促进脂肪及脂溶性维生素的吸收，造血与凝血等功能，因为肝脏有这些功能，妊娠以后，各种代谢物质增加了，而且在肝脏代谢的雌激素由于胎盘的分泌增加了，使得肝脏的负担加重了许多。但此时肝

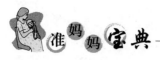

内血循环量却相对减少，肝糖原储备也较少，在这种情况下，可能导致肝脏损害。这种损害表现为肝细胞破坏，谷-丙转氨酶释放入血，因此验血查肝功能可见转氨酶升高。肝脏损害严重者可导致死胎、死产，由于凝血酶原等合成受到影响，还可能引起产后出血过多。

妊娠合并肝损的治疗重在保肝。具体方法有以下几种：

1. 注意休息。

2. 摄入食物热量要足够，必要时服用葡萄糖粉。

3. 补充复合维生素 B、维生素 C。

4. 服用保肝药物。

5. 临产时适当补充维生素 K_1，预防产后出血过多。

孕妇患阑尾炎怎么办

阑尾炎分为急性阑尾炎和慢性阑尾炎，怀孕后，因为子宫压迫而更容易患病。急性阑尾炎一般表现为右下腹有一明显的压痛点，但孕妇妊娠时子宫变大，阑尾移位，因此压痛点也可上移。孕妇患阑尾炎时，腹壁紧张和反跳痛不明显。因此，如果孕妇出现逐步加剧的下腹痛，同时伴有恶心、呕吐、食欲减退等症状，不要盲目服用各种止痛药物，应及时到医院就医。

孕妇如在怀孕前就有慢性阑尾炎，怀孕后因为子宫的压迫，可使阑尾腔内物质溢出，也容易引起急性发作。

孕妇患阑尾炎比普通人的情况要复杂，如果延误治疗，容易发生阑尾穿孔或腹膜炎，可引起流产、早产、死胎甚至危及孕妇的生命。因此应由产科医生和外科医生进行会诊，根据具体情况，全面考虑。一般除了症状轻微或不能确诊者可用非手术治疗如口服中药汤剂外，其他情况应立即进行手术治疗。不论是非手术治疗还是手术治疗，均应采取保胎措施，同时，密切注意产科症状与体征。

孕妇下肢浮肿怎么办

孕妇中，有很大一部分在妊娠后期小腿会出现浮肿现象，一般下午明显一些，夜里休息后会有消退。对大多数孕妇来说，下肢浮肿是一种生理性水肿，主要有以下三点原因：

1. 下肢血液回流受阻

妊娠后期，增大的子宫压迫下腔静脉，使下半身的血液回流受阻，静脉压升高，引起下肢浮肿。

2. 内分泌变化原因

怀孕后，内分泌功能发生变化，雌激素、醛固酮分泌增多，体内水、钠潴留较多，可引起水肿。

3. 血液稀释

孕期血容量增加，但红细胞增加的幅度不如血浆增加幅度大，血浆蛋白则没什么增加，血液相对变稀，血浆胶体渗透压降低，水分移向组织间隙而水肿。

孕妇水肿可分为显性水肿与隐性水肿。显性水肿表现皮肤紧而亮，弹性降低，手指按压呈凹陷，由踝部开始，向上发展到小腿、大腿甚至腹部。隐性水肿表现为体表无明显水肿，水分潴留在器官间隙和深部结缔组织中，体重增长很快，每周超过0.5千克。

如果孕妇仅有小腿浮肿一般不需要治疗。只要多加休息，避免站立时间过长，适当做些如抬高下肢的动作，少吃盐，水肿会减轻甚至消退。但不可滥用利尿药物，因为利尿药会排钾，可能会造成血钾过低。

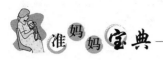

如果水肿严重，肿至大腿以上部分，体重增加较快，血压升高，检查小便有蛋白，则应警惕是否并发妊娠高血压综合征，要及时诊断治疗。

孕妇患肾炎怎么办

肾炎有急性和慢性两种，慢性肾炎多见于成年人，妊娠期间合并肾炎比较少见，在临床上一般分为三类：

（1）有蛋白尿，没有高血压。这类孕妇并发症较少，出现妊娠高血压综合征者约占 1/3，较正常孕妇高 3 倍，胎儿预后较好。

（2）有蛋白尿及高血压症状。这类孕妇在妊娠过程中发生高血压者占 70%，即肾病症状严重且出现也早，一般孕 28 周前出现，新生儿围产期死亡率较高，孕妇在孕期及产后由于肾病而有两年内死亡者。

（3）有蛋白尿、高血压及氮质血者。这类孕妇肾功能不全的临床表现已较明显，预后极为不利，一般在 28 周前胎死宫内或早产，产妇也极危险，可能在产后不久因慢性肾衰竭而死亡。

不论哪种类型的肾炎，妊娠都会加重肾脏负担，促使原有病情加重，其他并发症的发生率增多，甚至发展为慢性肾衰竭。但也应区别对待。

1. 仅有蛋白尿者仍可妊娠，妊娠高血压综合征发病率稍有增加，但一般经过较轻，产妇及胎儿预后较好。

2. 有高血压者并发症多，妊娠高血压综合征发病率高，怀孕后宜早期做人工流产；如渴望生育，孕后血压不超过 20/13.2 千帕，可在医生观察下继续妊娠。

3. 有氮质血症者，说明肾功能不全，应终止妊娠。

允许继续妊娠的孕妇，应定期检查，注意休息，预防感染。一旦出现比较严重的并发症，应及时咨询医生并终止妊娠。

孕妇白带异常怎么办

怀孕以后，体内雌激素随妊娠的进展而增多，雌激素有促进宫颈腺体和子宫内膜腺体分泌的作用，使阴道黏液量增加。因此孕妇白带比怀孕前多一些，呈乳白色，无臭味，如蛋清样，这是正常现象。如果白带的色、量、质发生异常改变，称为白带异常。孕妇出现白带异常，最有可能的是滴虫性阴道炎和真菌性阴道炎。

1. 滴虫性阴道炎

由性交直接传染，或通过浴缸、浴巾、游泳池、坐式马桶、衣服、医疗器械等间接传染。白带增多，呈灰黄色稀薄的泡沫状，偶有血性或脓性，有腥味，伴外阴瘙痒或虫爬感，或有灼热、疼痛及性交痛等。如果尿道也受感染，则有尿频、尿痛、血尿等症状。

孕妇如有以上症状，则应该到医院进行检查，在阴道分泌物中查到滴虫即可确诊为滴虫性阴道炎。治疗选用甲硝唑，口服或阴道置药。不过应注意，甲硝唑可通过胎盘进入胎儿体内，并由乳汁排泄，不能排除对胎儿的致畸作用，所以在妊娠早期不能用，产后哺乳期也不能用。

滴虫性阴道炎易复发，故治疗宜彻底。复查白带为阴性，应继续治疗一疗程以巩固疗效。白带经三次检查均为阴性才算痊愈。

2. 真菌性阴道炎

通过接触传染，急性期白带增多，呈白色豆渣样或凝乳样，

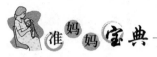

外阴奇痒，多从小阴唇内侧开始，然后蔓延到外阴部，严重影响工作及睡眠，有时伴有灼热疼痛，可有尿频、尿痛及性交疼痛。长期应用抗生素者、糖尿病孕妇易患此病。

孕妇如有以上症状，经检查找到白色念珠菌，即可确诊为真菌性阴道炎。治疗可用制霉菌素片剂、栓剂或软膏纳入阴道后穹隆部或涂擦局部，每晚 1 次，7 ~ 10 天为一疗程。注意不能像非孕妇女那样用2% ~ 3%碳酸氢钠溶液冲洗阴道和坐浴。复查白带 3 次均阴性才算治愈。应在产前彻底治愈，否则新生儿受感染易发鹅口疮。

需要说明的是，即使是正常情况下的白带增多，孕妇也要注意保持外阴清洁，每天用温水清洗外阴 1 ~ 2 次。内裤应选用质软、透气的棉织品，洗净后应置阳光下晒干。

孕妇患蛔虫病怎么办

蛔虫病是一种常见的人体寄生虫病，主要是由于人们吃了带有蛔虫卵的食物引起的，蛔虫寄生在小肠内而致病。蛔虫病患者大多数没有什么明显症状，有的人可有食欲不好、消瘦、腹泻或者是大便中排出蛔虫。蛔虫在肠内扭结成团，阻塞肠道，可引起蛔虫性肠梗阻。蛔虫进入胆管，可引起胆道蛔虫症。胆道蛔虫病发病突然，右上腹剧烈疼痛，呈阵发性绞痛，能感觉到有异物往上顶。

孕妇患蛔虫病时，症状也如此，但由于子宫增大，腹痛可移至脐和子宫周围，或右上腹部。如疼痛剧烈，且持续较长时间，会引起子宫收缩，可能导致流产或者早产。因此孕妇应引起高度的重视。

如疑有蛔虫病，应及时就医，不要自己乱服药。

孕妇患蛔虫病的治疗，主要是解痉止痛，缓解症状。

有先兆流产或早产的征兆，如少量阴道出血的，要进行保胎治疗。

一般以保守疗法为主，绝大多数都可以缓解，实在不能缓解的只好用手术治疗。驱虫药有不同程度的毒性和副作用，因此妊娠期间不主张驱虫，进行任何治疗都应咨询妇科医生。

孕妇腹泻怎么办

孕妇腹泻的原因有很多种，最常见的是肠道感染，致病微生物有沙门菌、痢疾杆菌、病毒及原虫等，夏天腹泻还应想到食物中毒。孕妇腹泻可导致流产、早产，应及时治疗。治疗时应注意以下三个方面：

1. 适当补液。补充丢失的水分、电解质、钾离子、热量等。

2. 观察胎儿情况是否良好，有无早产、流产先兆，及时进行干预。

3. 合理使用抗生素。红霉素、氨苄西林对母婴相对安全。

也可给病人服用一些微生态制剂，以调节肠道菌群，扶正抑邪。

孕妇便秘怎么办

便秘可分为功能性便秘和器质性便秘两种。功能性便秘多由排便动力缺乏（如腹肌或肛提肌衰弱）、结肠痉挛、进食太少、水分缺乏、食物缺少纤维素、直肠排便反射迟钝或消失、无定时解大便的习惯等原因造成的。器质性便秘多由部分性肠梗阻（如肠粘连）、巨结肠、肠道外疾病压迫肠道、直肠肛门疾病（如痔

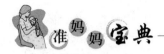

疮）等引起。

怀孕以后胃酸分泌减少，胃肠道平滑肌张力降低，蠕动减弱，同时由于腹壁肌肉张力减弱，大肠对水分的吸收增加，所以孕妇更容易发生便秘。孕妇便秘以功能性便秘为主。孕妇患便秘以后，可采取以下措施：

1. 喝蜂蜜水。

2. 吃些无花果、梅脯等。

3. 多吃水果、蔬菜等富含维生素的食物。

4. 在医生指导下，适当服用有温和通便作用的药物，如果导、麻仁滋脾丸等。

5. 如果比较严重，可选用开塞露或甘油栓。必须由医生指导用药，严禁自行使用泻药，特别是怀孕后期，以防止流产。

为了预防便秘，孕妇在日常生活中要注意以下几个方面的问题：

1. 进食不可过精，多吃富含纤维素的食物。

2. 养成定时大便的习惯。

3. 每天起床后空腹饮一杯温开水，有刺激肠蠕动的作用。

孕妇尿频怎么办

孕妇小便次数增多，医学上称为"尿频"，是一种生理现象，一般在妊娠早期和后期会出现。

孕妇尿频的主要原因，与怀孕后子宫的位置变化有关。尿液是由膀胱贮藏和排出的。膀胱的前面为耻骨和耻骨联合，后面为子宫和阴道。妊娠早期子宫增大，但仍在盆腔内牵拉、压迫膀胱，使膀胱受到刺激，因而常有尿意并排尿；妊娠后期，胎头下降进入骨盆腔，也会压迫膀胱，膀胱容积变小，因而小便次数增多，但每次尿量不多。由此可见，对于单纯的尿频，不用担心。

孕妇尿频也可能是病理现象。如果小便次数增多不是出现在妊娠早期、后期，并伴有尿急、尿痛、血尿等其他症状，则应到医院检查。这种异常情况很有可能是尿路感染引起的。女性尿道较男性直、宽、短，细菌容易入侵，孕妇输尿管、肾盂常呈扩张状态，尿液积聚，细菌易于繁殖，可引起肾盂肾炎、膀胱炎等。经检查确认后，由医生选用对胎儿无影响的抗生素进行治疗较好。

孕妇 GPT 增高怎么办

一般说来，妇女妊娠后，血液中绒毛膜促性腺激素的浓度即开始升高，至孕 8～12 周时达到高峰。此期间，孕妇的妊娠反应较为明显，严重者可以出现妊娠剧吐、电解质紊乱或不明原因的肝功能异常。多数人随着孕周的增加，症状会逐渐缓解，肝功能也可逐渐恢复正常。但如果肝功能检查 GPT 明显超出正常范围，则应该进行包括甲、乙、丙肝的病毒抗原、胆汁酸浓度、总胆红素和直接/间接胆红素等项目的肝脏系统检查，看是否有肝炎或其他肝脏病变的可能。还可以进行肝胆 B 超检查，以进一步排除可能发生的肝脏异常。

另外，尚需注意是否有其他慢性病存在，比如慢性高血压或是否服用了一些损害肝脏的药物。

如果经过上述的检查，均未发现异常，仅仅是单项 GPT 高，对胎儿的影响可能不会太大，但孕期要注意血浆蛋白的浓度，注意水肿症状，及时处理。

总之，肝功能明显异常可能由多种原因所致，仅凭单项 GPT 升高尚难以断定是否对胎儿有影响。

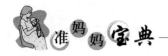
孕妇烫伤怎么办

首先要安定受伤者情绪，然后保护受伤部位，迅速脱离热源。如邻近有凉水，可先冲淋或浸浴以降低局部温度，避免再损伤局部。伤处的衣裤及时剪开取下，不可剥脱，转运时伤处向上，减少感染。创面不要用红药水、紫药水等有色药液涂抹，以免影响医生对烫伤深度的判断，也不要用碱面、酱油、牙膏等乱涂，以免造成感染或使创面加深。不同部位处理不同，比如会阴的创面宜用暴露法。当然烫伤后最好送医院诊治。

孕妇淋病会殃及胎儿

妊娠中晚期感染淋病后，易发展成播散性淋菌感染，导致羊膜腔内感染、羊膜早破、早产等并发症。病情严重的可发生产褥感染、产后败血症，危及母子的生命。如果妊娠期患淋病不进行彻底治疗，在分娩过程中，产道里的淋球菌便会侵犯新生儿。常见的新生儿淋球菌性结膜炎，约占新生儿眼炎的 5% ~15%，一般出生 4 天双眼出现症状，治疗不及时，极易导致角膜溃疡而失明。

孕妇不可忽视口腔感染

在健康人的口腔中，寄生细菌的种类和数量都是很惊人的。孕妇的抵抗力较正常人低，因而更有利于口腔内细菌生长繁殖，导致感染。孕妇喜酸甜食物，且饮食次数增加，口腔内食物残渣潴留的机会和形成牙菌斑的机会也会增加，从而容易发生牙龈炎或牙周炎。感染可导致以下几种危害：

1. 可引起早产

美国一家研究机构对 10 例早产婴儿与 10 例足月产儿进行了对照研究。有 5 例早产儿其母亲口腔发现有细菌的抗体，但所有足月产儿均为阴性，并发现那些患严重牙龈疾病的妇女似乎更容易早产。因为引起牙龈疾病的细菌可进入血液，通过胎盘感染胎儿，引起早产。在婴儿期死亡的病例中有 2/3 是早产儿，多达 18% 的早产可能是由母亲的牙龈疾病引起的。

2. 可引起"妊娠瘤"

口腔慢性炎症及各种长期的机械性刺激，例如残留的牙根、镶得不好的假牙、牙槽突的锐缘以及牙垢牙石、口腔不洁、牙床发炎等，可使一些妇女妊娠期内在牙床上长出一个称之为"妊娠瘤"的肿物。

3. 增加心脏病和中风的危险

患有牙龈疾病时，这些细菌可以进入血液并发生引起心血管疾病的炎性反应。有证据表明，那些有严重牙龈疾病的人更容易罹患心脏病和中风。尤其是孕妇，会增加难产的几率。

由此看来，口腔感染对孕妇来说危害是很大的，不但不利于优生优育，同时也会给怀孕妇女的健康带来不利影响。因此，孕妇为了自身及胎儿的安全，除应注意口腔卫生，坚持每天早晚刷牙外，还应在怀孕后去医院做一次口腔检查，消除口腔感染及各种机械性刺激。

孕期贫血及其防治

贫血是孕期最常见的一种并发症。孕期血液被稀释，当红细胞计数在每立方毫米 350 万以下，血红蛋白在每升 100 克以下，

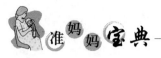

或血细胞比容在 30% 以下时，即诊为贫血。孕期常见的贫血是缺铁性贫血，较少见的为巨幼红细胞性贫血。

1. 缺铁性贫血

铁是人体的重要造血原料之一。红细胞中能够携带氧气的血红蛋白的形成需要足够的铁剂。生育年龄妇女，由于月经失血以及妊娠、分娩、哺乳等原因失铁过多，体内含铁总量一般偏低。妊娠后期，由于胎儿生长发育的需要，需铁量增加。食物中含铁量并不多，而且仅有 10% 经消化道吸收。孕期摄入铁剂不足或吸收不良时，血红蛋白含量就降低，便会引起机体缺血而发生缺铁性贫血。特别是产妇营养不良，患有胃肠道疾病影响铁的吸收，或者多胎妊娠需铁量增加，以及有额外出血如产前阴道出血、鼻出血、钩虫病等，将使贫血出现早，而且症状严重。

轻度贫血对妊娠分娩无明显影响，但重度贫血可引起早产、死胎和低体重儿，严重者还可引心肌损害，发生贫血性心脏病，产后易发生休克和感染。

预防孕期贫血要注意有无失血过多的因素，并给予纠正。如出血性疾病应给予治疗，钩虫感染要给以驱虫。同时要加强营养，适当多吃一些肝、蛋类、瘦肉、豆类和蔬菜。孕后期应适当给以铁剂补充。若已发生贫血者，可口服铁剂治疗。常用者为硫酸亚铁，每次 0.3~0.6 克，一日 3 次，饭后口服，可减轻对胃的刺激。并且要同时服维生素 C，以利铁的吸收。还要给以充足的蛋白质、叶酸等造血物质。

2. 巨幼红细胞性贫血

妊娠期巨幼红细胞性贫血主要因缺乏叶酸引起。人体所需叶酸完全从食物中摄取。孕期对叶酸的需要量增加。但孕期胃酸分泌减少，胃肠蠕动减弱，功能降低，对叶酸的吸收减少，造成叶酸的缺乏，从而引起巨幼红细胞性贫血。

这种贫血常发生在妊娠晚期，多见于经产妇。病情可逐渐加重，也可骤然发病，常合并有舌炎等消化系统症状。

预防巨幼红细胞性贫血，要在妊娠晚期补充叶酸，每日可口服 5 毫克。若贫血已经发生，要加大叶酸的用量，每次 5 ~ 10 毫克口服，一日 3 次。同时还要给高蛋白饮食、大量维生素 C 和铁剂。如同时伴有维生素 B_{12} 缺乏，可肌肉注射维生素 B_{12}，每日 100 ~ 200 微克。严重贫血患者，还可少量多次输新鲜血。

孕妇水肿的饮食之道

当孕妇出现下肢甚至全身浮肿，同时伴有心悸、气短、四肢无力、尿少等不适症状时，要及时去医院检查、诊断和治疗，同时要有针对性地进行饮食调理。

1. 进食足量的蛋白质

每天一定要保证食入肉、鱼、虾、蛋、奶等动物类食物及豆类食物。这类食物含有丰富的蛋白质。贫血的孕妇每周还要注意进食 2 ~ 3 次动物肝脏以补充铁。

2. 进食足量的蔬菜水果

蔬菜和水果中含有人体必需的多种维生素和微量元素，它们可以提高机体抵抗力，加强新陈代谢，还具有解毒利尿等作用。孕妇每天不应忘记进食蔬菜和水果。

3. 不要吃过咸的食物

水肿时要吃清淡的食物，不要吃过咸的食物，尤其是咸菜，以防止水肿加重。

4. 控制水分的摄入

水肿较严重的孕妇应适当控制水分的摄入。

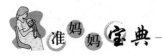

5. 少吃或不吃难消化和易胀气的食物

如油炸的糯米糕、白薯、洋葱、土豆等，这些食物会引起腹胀，使血液回流不畅，加重水肿。

孕妇预防感冒注意五点

1. 接触传染是感冒的重要传播途径。预防方法是勤洗手，不用脏手摸脸。

2. 进食"三高"饮食易感冒。高脂肪、高蛋白、高糖食物会降低人体免疫力，所以，预防感冒新的饮食方法是荤素搭配，注意营养平衡。

3. 喜爱咸食易感冒。预防感冒就要多吃清淡食品，因为钠盐具有渗透作用，上皮细胞的功能被抑制，降低了干扰素等抗病因子的分泌，病毒便乘机侵入上呼吸道黏膜诱发感冒。

4. 足部着凉易感冒。如果脚部受凉，会反射性地引起鼻黏膜血管收缩，使人容易受到感冒病毒侵扰。

5. 精神紧张和爱发愁也易感冒。情绪低落的人免疫功能降低，使人体杀伤病原微生物的能力降低，因为这时鼻咽部干扰素、核酸酶等抗病毒物质明显减少，呼吸道局部免疫功能减退，使感冒病毒有机可乘。

心脏病孕妇注意什么

妊娠合并心脏病已成为严重危害孕妇及胎儿健康的疾病，为此，要积极采取有效的防治措施，以保证孕妇和胎儿的安全。那么，心脏病孕妇应注意什么呢？

1. 怀孕一开始就应该进行产前检查，检查次数和间隔时间，由医生决定。

2. 怀孕期间注意休息，避免过度劳累，防止情绪激动，每日至少睡眠 10 小时。

3. 严格限制食盐摄入量，每天不超过 5 克。

4. 纠正贫血、低蛋白血症，预防和及早治疗上呼吸道感染。

5. 孕妇的心脏功能等级不同，体力活动量也不同。心功能一级的孕妇，可以从事一般体力活动。心功能二级的孕妇，适当限制一般体力活动，工作时间也不宜过长。心功能三级的孕妇，应严格限制一般体力活动。

6. 必须从控制饮食方面来控制体重的增加，使整个妊娠过程中体重增加不超过 10 千克。

7. 在怀孕过程中，如出现面色发青、呼吸困难、夜间不能平卧或痰中带血丝，是早期心力衰竭的表现，应马上到医院治疗。

8. 孕妇最迟应于预产前两周住院待产。这样做的好处在于，孕妇生产发动后，医生可密切观察血压、脉搏和呼吸的变化，如出现异常，可得到及时处理。

9. 在整个怀孕和分娩过程中，孕产妇要相信医生，并积极配合医生，绝不能惊慌失措或自作主张。

孕妇骨盆关节酸痛莫紧张

怀孕足月的妇女，常会感到骨盆关节酸痛，痛的常见部位是耻骨联合处（小腹下面正中骨缝）、大腿和骨盆的关节处、腰骶关节等处。这是一种正常的生理现象。因为这时孕妇体内分泌一种"松弛素"，使骨盆的关节缝变宽，韧带变松，从而有利于胎儿娩出。

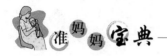

孕妇感染影响新生儿免疫力

俄罗斯专家的一项研究结果显示，在孕期感染的情况越严重，其孩子在刚出生后的免疫力越弱。

专家指出，孕妇面临的感染风险越高，实际发生感染的情况越严重，其新生儿的免疫力指标与正常指标的差距越大。孕期曾发生过感染的孕妇，其新生儿的免疫系统受影响也相对较重，其中一些孩子在刚出生后无法抵御感染并因此生病。

孕妇感染真菌小心伤害胎儿

怀孕后，因阴道充血、分泌旺盛使外阴非常湿润，有利于真菌生长，所以孕妇很容易患真菌性阴道炎。孕妇患此病会出现外阴瘙痒、灼痛等症状，若不及时治疗，胎儿被感染后，皮肤就会出现红斑疹，脐带上出现黄色针尖样斑。若胎儿从阴道分娩，则有2/3的新生儿会发病，即出现鹅口疮和臀红。在妊娠晚期患阴道炎有可能造成羊膜感染，早期破水，引起早产，甚至造成产后伤口感染。所以，孕晚期患了真菌性阴道炎一定要在医生指导下彻底治疗，减小对母儿的伤害。

糖尿病孕妇须知

糖尿病孕妇饮食控制可适当放宽，特别要保证富含蛋白质食物的摄入；必须坚持锻炼身体，这对避免体重过度增加、顺利分娩都是有好处的，运动方式和总量要符合妊娠的特点。除了仅用饮食控制就能将血糖控制得很好的病例外，凡需用药物控制血糖者，一律停用原口服降糖药，改用胰岛素治疗，以避免口服药可能造成的不良影响，如畸形儿、新生儿低血糖症及新生儿乳酸性酸中毒等。

妊娠期间以血糖为指标来监测病情。随着孕期的进展，逐渐增加产前检查的次数，在监测血糖、尿糖、肾功能的同时，还需注意肝功能、血脂及眼底检查，并且要确定妊娠的周数、胎儿健康程度，便于选择适当时机结束妊娠。

多次妊娠易患胆石症

妇女在妊娠期间，血液中的胆固醇水平增加，胆汁中的胆固醇也随之相应增高。当胆固醇与胆汁、卵磷脂比例发生改变后，就形成一种不稳定、不平衡状态，容易使胆固醇沉积而形成结石。另一方面，如果妇女在妊娠期间，不注意科学饮食，由于营养不足或维生素缺乏，有可能影响胆固醇的代谢而导致结石形成。此外，因妊娠期间妇女由于生理上以及内分泌系统的改变等，都可能直接影响到中枢神经系统和自主神经的生理机能，导致胆总管或胆囊里面的胆汁浓缩后成分的比例改变，使之沉积而形成结石。因此，多胎生育的妇女，胆汁成分比例失调机会多，发病数也就更多。

为了防患胆石症，妇女在妊娠期间应注意科学饮食，荤素搭配，多吃些蔬菜水果，以利调节胆固醇代谢，促进胆汁排泄。

怎样预防孕妇下肢静脉曲张

由于生理的关系，孕妇若不注意自我保健，很容易在妊娠中晚期患下肢静脉曲张。孕妇易患下肢静脉曲张，一方面是因子宫

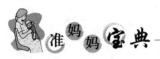

体逐渐增大，压迫下腔静脉，阻碍下肢静脉血液回流；另一方面，是因妊娠后内分泌激素发生了一系列改变，致使静脉管壁变薄，血管周围肌肉的支持、保护作用也有所减弱。

为了预防下肢静脉曲张的发生，孕妇平时应该注意以下几点：

1. 抬高下肢。每天睡眠时，可用枕头适当垫高双腿，以促进下肢的血液回流。

2. 穿长筒弹力袜，压迫下肢静脉，减少其充血，使血流减少淤滞。

3. 按摩小腿。常用手法有：①挤压小腿。孕妇坐在靠背椅上，腿伸直放在矮凳上，丈夫拇指与四指分开放在孕妇小腿后面，由足跟向大腿方向按摩挤压小腿，将血液向心脏方向推进。②搓揉小腿。孕妇坐姿如上，丈夫将两手分别放在孕妇小腿两侧，由踝向膝关节揉小腿肌肉，帮助静脉血回流。

孕妇分娩后，下肢静脉曲张多能自愈。

孕妇谨防菌尿症

孕妇在妊娠期内，由于增大子宫的压迫，易造成输尿管扭曲、尿液潴留等，这就给细菌在尿路生存繁殖提供了条件，进而引发泌尿系感染。另一方面，有些新婚夫妇忽视性生活卫生，尤其在孕期不注意保持下身清洁，在性交过程中也易使细菌侵入女性生殖道。此外，如果孕妇原来就患有尿路畸形、尿路结石等疾病，妊娠期就更易发生菌尿症。

有关资料表明，约有1/4左右的患者，在妊娠期间或分娩后不久并发急性肾盂肾炎，严重感染者可发生败血症，如不及时治疗将转为慢性肾盂肾炎，可延续数年或数十年，而且尿液中细菌也会污染羊水，危害胎儿正常发育。资料证明，患有菌尿症的孕妇早产发生率比正常孕妇高 4～5 倍，分娩前后婴儿的死亡率为正常孕妇的 2 倍以上。

孕妇要节制性生活，房事后要解小便，并要定期检查小便，发现轻微尿急、尿频、尿痛要及时诊治。

孕妇腰痛谨防 "腰突"

孕妇腰痛逐渐加重，以至变得不能忍受时，就要考虑有可能是发生了腰椎间盘突出。

妇女妊娠以后，由于内分泌发生了改变，致使腰、骨盆、骶髂关节的韧带变得松弛。有资料表明，妊娠妇女耻骨联合的间隙大于 5 毫米，上下移位也在 5 毫米以上，同时骶髂关节有轻度滑脱，使骨盆前屈。加之妊娠以后，体重大幅度增加，身体姿势改变，致使腰椎前屈变大，可引起椎间盘后移，在重力作用下，就可能引起纤维环破坏和髓核向后外侧突出。

腰椎间盘突出一般发生在第 4、5 腰椎及第 5 腰椎和骶骨之间。病人的主要感觉是腰痛和坐骨神经痛。腰痛常局限在腰骶附近，并向一侧或双侧下肢放射。疼痛沿大腿后、小腿外放射到脚跟背外侧，每当咳嗽、久站、久坐或排便时，腹压增高，疼痛就会加重。

孕妇患了腰椎间盘突出症，可采取理疗、局限打封闭针、骨盆牵引等方法加以治疗。从分娩前 3 周起，应卧床休息。临产时，最好接受剖宫产手术，这样可以防止经产道分娩引起脊神经髓鞘内压力增高而加重病情。大部分病人在分娩后症状可缓解，但少数病人需根据情况进行手术治疗。

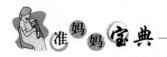

孕期皮肤病不可小视

妇女在妊娠期间会发生一系列的生理变化，也容易发生皮肤病。妊娠期间的妇女皮肤病轻者可令患者瘙痒不止，重者可造成婴儿胎死腹中，因此千万不可小视。

1. 妊娠痒疹

好发于妊娠 3～4 个月的孕妇。皮损为全身散在多个小结或丘疹，伴剧痒，夜间尤甚。一般于产后 3 周内自行消退，遗有暂时性色素沉着。皮疹严重者可有死胎出现。

2. 妊娠疱疹

通常发生于妊娠 3～6 个月时，开始有全身不适、发热、皮肤发痒等症状，数天后可出现红斑、丘疹、水疱等损害，往往聚集成群，呈环状排列。疱破后结痂，愈后留下色素沉着。此病对母亲一般无险，但死胎、婴儿先天性异常和新生儿死亡率可高达50%。

3. 疱疹样脓疱病

常发生于妊娠期及产褥期孕妇，是一种少见的急性危重皮肤病，经常突然发生。开始时出现成片的红斑，以后脓疱陆续出现，常排列成环形，脓疱干涸后结痂，但其边缘可有新脓疱发生，严重者可波及全身。孕妇常发生流产、死胎，婴儿常在出生数日后死亡。

孕妇体痒要警惕

有些人把孕妇身上发痒称为"胎气"，不少人对此不以为然，认为这是怀孕的时候自然会伴随的现象，因而不引起重视。实际上这是一种叫"妊娠期肝内胆汁淤积症"的表现，容易引起胎儿死亡，导致孕妇发生早产和产后出血。

妊娠期肝内胆汁淤积症最主要的表现为孕妇身上发痒，其症状大多是在怀孕 7～8 个月或稍晚些时间出现，也有在妊娠 5～6 个月就开始瘙痒的。发痒的部位通常在腹部，有些仅仅是轻度的局部瘙痒，但有些却遍及全身，涉及手掌、头皮等部位，症状严重的孕妇会坐立不安，难以入眠，奇痒难忍。当为这些孕妇做检查时，皮肤上并没有什么特殊发现，但在瘙痒厉害的孕妇身上可留下抓痕，可一旦小孩出生一两天，瘙痒就完全消失了。其中一部分妇女，再次怀孕后又会出现瘙痒。这都是妊娠期肝内胆汁淤积引起的，这种黄疸一眼就能发现。少数孕妇第二次怀孕还会再次出现黄疸，这就是所谓的妊娠复发性黄疸。

妊娠期肝内胆汁淤积症的主要危害是，容易引起胎儿在宫内死亡及新生儿严重窒息。造成这一危害的原因目前还不十分清楚，但通过研究已经发现，这些孕妇的胎盘绒毛间隙比正常胎盘小，用通俗的话来说，就是胎盘靠母体那一面的血流不通畅，胎儿所获得的氧量减少。在没有临产时对胎儿的影响还不大，一旦临产，子宫开始收缩，胎盘母体这一边的血液量进一步减少，缺氧愈加明显，胎儿往往就在这个时候死亡，同时，此病也易引起孕妇早产和产后出血，危害产妇的身体安全。

妊娠期肝内胆汁淤积症是可以治疗的，关键在于重视。

对乳房上发痒的孕妇要反复检查肝功能，注意谷丙转氨酶和血清胆红素是否升高，仔细检查有没有肉眼可见的黄疸，一旦发现阳性结果应及早住院，采用各种方法监护胎儿有没有宫内缺氧的表现。必要时应及早结束妊娠。

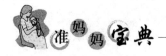

引起孕妇昏迷的常见原因

昏迷是指脑功能呈极度抑制状态，生命体征（呼吸、脉搏、血压、体温等）存在，意识丧失，不省人事，对环境刺激缺乏反应的一种临床表现。在不同的人群中引起昏迷的原因不尽相同，孕妇出现昏迷常见原因有以下几种：

1. 糖尿病昏迷

糖尿病合并妊娠如治疗不及时或不得当或并发感染等，可诱发糖尿病昏迷。孕妇临床主要表现为疲乏，周身乏力，有糖尿病"三多一少"症状，皮肤干燥，两颊潮红等。

2. 肝性昏迷

多见于妊娠合并重症肝炎。重症病毒性肝炎多发生在妊娠晚期，发病急，黄疸出现早且迅速加深，常有顽固性恶心呕吐及腹胀、全身有出血倾向等。

3. 子痫昏迷

多见于妊娠晚期，是妊娠常见的并发症，临床上以反复发作的癫痫样抽搐伴昏迷为主要表现。子痫发病时期不同，可分为妊娠子痫、分娩子痫及产褥子痫，而以妊娠子痫病情最重。子痫在发病前有高血压、蛋白尿、水肿典型三联征。

4. 脑出血昏迷

妊娠期脑出血往往与妊娠高血压综合征有关，发病突然，有剧烈头痛、恶心、呕吐，随之出现昏迷和抽搐。

孕妇眩晕时不妨打哈欠

怀孕之时，因强烈的妊娠反应，经常发生眩晕现象。这是大脑缺氧的缘故。孕妇出现这一情况，不妨用打哈欠的方法救救急。打哈欠时，尽量多做深呼吸，有利于吸收氧气。待头晕稍微缓解之后，再赶快找一个安全的地方休息休息，以免发生意外。

羊水异常的临床表现

羊水量的异常会给孕妇和宝宝带来很多的麻烦和危险。怀孕期间羊水量的异常现象，在有的孕妇身上是可以感受到的。因此孕妇一定要注意自己在妊娠期身体的特殊变化。

1. 羊水过多

一般羊水超过 3000 毫升才出现机械性压迫所引起的临床症状。羊水量愈多，发生时间愈短，临床症状愈明显。

（1）急性羊水过多：约占 1% ~ 2%，大多在妊娠 20 ~ 24 周时发病。因羊水急剧增加，子宫过度膨胀，横膈上升，孕妇可有腹部长大快，胀痛，行走不便，呼吸困难，不能平卧等症状。体格检查可见孕妇呈痛苦表情，端坐呼吸，甚至发生紫绀；腹部过度膨胀可有触痛，有震水感，腹壁变薄，皮下小静脉显露；子宫显著大于妊娠月份，胎位不清或易于变更，胎心音遥远或听不清；下肢、外阴或腹部皮肤有凹陷性水肿。

（2）慢性羊水过多：约占 98%，多见于妊娠 28 ~ 32 周。由于羊水增长较慢，子宫逐渐膨大，症状亦较缓和，压迫症状不明显。体格检查时子宫大于正常妊娠月份，腹壁及子宫张力大，腹部液体震颤感明显，胎位不清，有胎儿浮沉感，胎心音遥远或听不清。

2. 羊水过少

孕妇自觉胎动时腹痛，产前检查发现腹围及子宫底高度均较同期妊娠者小。子宫的敏感性较高，常因轻微刺激引起宫缩。临

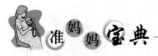

产后阵痛剧烈，宫缩多不协调，宫口扩张缓慢，产程延长，由于胎儿活动受限，故臀先露多见。常于人工破膜引产时，发现无羊水或仅有少量黏稠液体流出。

腹痛警惕宫外孕

宫外孕破裂是妇科常见的一种急腹症，病情凶险，需争分夺秒地救治。但有相当一部分病人由于病史不清、症状不典型，无阴道出血或出血量极少而被忽视。有些患者缺乏医学知识，腹痛时就诊于内科或外科，而有一部分内、外科医生可能由于临床经验不足、知识面欠广、注意力过分集中于本专业、病史询问不详、检查不仔细等原因而误诊。因此凡遇到下腹部急性腹痛的育龄妇女，不论患者有否结婚、有否停经及阴道出血、有否宫内置节育器及绝育史、有否消化道症状、有否贫血及腹腔移动性浊音和肿块等，都应想到有宫外孕的可能性，以免延误治疗。

双胞胎孕妇注意什么

双胎妊娠比单胎妊娠有较大的危险，其围产儿死亡率约为10%～15%，是单胎妊娠的5倍，而单卵双胎比双卵双胎高2.3倍。

双胎妊娠过程中易出现贫血，先兆子痫，胎儿畸形，胎儿宫内生长迟缓，容易流产、胎死宫内，胎先露的方位异常，脐带脱垂，使围产儿发病率和死亡率增加。

1. 贫血

双胎妊娠一经诊断则应补给铁和叶酸，预防和治疗贫血，因为双胎分娩时较单胎出血多，所以更应多做些准备。

2. 妊娠高血压综合征

双胎妊娠中先兆子痫的发生率是单胎妊娠的 3～5 倍，且比单胎发生更早，更易发生子痫。

3. 羊水过多

双胎妊娠羊水过多的发生率约为 12%。羊水过多有可能是胎儿畸形造成，应在中期做 B 超筛查畸形，也有可能发生羊膜炎，应积极治疗。治疗原则应视孕龄而定。若急性羊水过多发生在胎儿可存活之前，保住胎儿非常困难。应卧床休息，定期产科检查，使用抗生素。连续羊膜腔穿刺抽掉过多的羊水，仍不失为值得一试的方法。

4. 胎儿宫内生长迟缓

胎儿宫内生长迟缓一般发生在双胎妊娠 30 孕周以后，发生率为 12%～34%。研究表明，发生率的高低和发育迟缓的程度随孕周的增加而增加。应适当增加营养，均衡饮食，积极查找发育迟缓的原因，对因治疗。

5. 流产

双胎妊娠流产的发生率为单胎妊娠的 2～3 倍。以单卵双胎更多见。其临床表现为阴道出血，腰酸下坠。应注意卧床休息，避免同房。同时及时到医院看医生，听从医生治疗。

6. 死胎

双胎妊娠中胎死宫内是并不罕见而又很重要的并发症，发生率为 0.5%～6.8%，且常见于单卵双胎，常因双胎输血综合征引起，即两个胎儿的血管相同，双胎妊娠越近预产期，胎盘功能越低落，胎儿窘迫和死亡率愈高。

7. 其他 双胎妊娠由于子宫过度膨大，胎膜早破更为常见并由此导致早产。双胎由于胎位或先露异常，其脐带垂脱的发生率较单胎妊娠增加 5 倍。

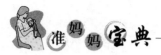

所以双胎妊娠比单胎妊娠有较大的危险，应在妊娠各时期给予高度重视，并及时防治并发症。

不要盲目保胎

孕妇服用保胎药后，相当多的药物可以通过胎盘直接达到胎儿体内，并产生药理作用。这对胎儿肯定会有或大或小的影响。所以，不应已有先兆流产再保胎，而是应该积极预防流产。

当然，一旦已有流产征兆时，绝对卧床休息是必要的。预防流产的方法大多是注射黄体酮。但黄体酮仅在孕妇自身激素分泌不足时才有效，其他情况则很难奏效。

盲目保胎之所以说"不好"，主要是因为使用黄体酮过多时，可能造成女胎男性化，男胎则易导致生殖器官畸形，甚至发生腭裂、唇裂，严重时还会使胎儿死于子宫内（死胎）。这样的胎儿如果出生，会给家庭、社会都增加负担。而且大多数情况非但不能保住胎儿，反而会增加医生施行手术的难度，增加流产妇女盆腔感染的机会，增加子宫的出血量。因此，孕妇先兆流产时，应接受和听从医生的指导，全面衡量保胎与否，以便及时得到正确处理。

孕妇怎样防痔疮

"十男九痔"，说明痔疮发生率较高。可是也有不少妇女因妊娠而染上此疾。

孕妇子宫日渐增大，压迫了直肠，使该处的静脉血流不畅而发生淤积；妊娠后胃肠蠕动缓慢，出现顽固性便秘；排便时需用很大的腹压。这些因素都会使肛门周围的静脉淤血加重并形成痔疮。此种情况在胎位不正时尤为明显。因此遇到胎位不正应及时纠正。

为防罹患痔疮，孕妇应注意以下几点：

1. 适当多吃含纤维素丰富的食物，比如糙米、全麦面包，还有新鲜蔬菜、水果，早晚各服一匙蜂蜜，这样就可以增加胃肠蠕动，润肠通便。尽量少吃辛辣食品，如辣椒、胡椒、生姜、蒜、葱等，因为这些食物可刺激直肠、肛门的黏膜，使之充血明显，易诱发或加重痔出血、脱出。

2. 每日用温水坐浴，熏洗肛门局部，可改善肛门部位的血液循环，促进静脉回流，在减轻痔疮症状的同时还可保持肛门周围清洁。

3. 久坐或久卧要经常变换姿态势；尽量做一些力所能及的体育活动；养成每天定时解大便的习惯。

孕妇如患痔疮，切勿自行用药，必须请医生诊治，以免造成流产或早产。

孕妇患尖锐湿疣必须尽早终止妊娠

尖锐湿疣是由人乳头状瘤病毒而引起的一种增生性传染病，具有高度的接触传染性，是一种蔓延迅速的性病。男女双方均可感染。女性常表现为白带增多，有臭味，外阴部痒痛，病变部位呈多发性，其中以大阴唇处多见，其次为阴道壁下 1/4 处、宫颈、尿道口、肛门周围。其病理特点为：高出皮肤黏膜，直径 2~3 毫米，单个多发，形似手指样一簇簇生长，亦可融合成团块或菜花样，表面灰白或粉红色。尖锐湿疣的感染是性生活时生殖器黏膜发生微小破损，使人乳头瘤病毒得以接种在这些破损部位而发生的。尖锐湿疣在妊娠期时因性激素刺激，可以迅速增

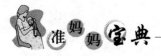

多、增大，并可由阴道至子宫上行感染。如果孕妇在阴道内或阴道口发生尖锐湿疣，患病产妇通过产道感染新生儿，会使之发生咽乳头瘤，或出生后不久就能发现其阴道或肛周有尖锐湿疣症状。即使母体感染后无临床症状，病毒也可通过血液或通过胎盘传播给婴儿。

孕妇一旦患上尖锐湿疣，为了早期彻底治疗和优生应尽早终止妊娠，这是因为：

其一，由于孕妇体内雌激素水平增高，可使孕妇血运丰富，阴道黏膜充血，分泌物增多，这就有利于人乳头状瘤病毒的生长繁殖。所以，尖锐湿疣在妊娠期长得快而大，甚至可长到核桃样或鹅卵样大，特别是在合并淋病或滴虫时，其长势更快。若孕妇尖锐湿疣长势过快，非但疗效不佳，有时还会堵塞产道，给治疗带来一定困难。

其二，尖锐湿疣多合并阴道多重感染，如淋病、滴虫等，容易引起胎膜早破及产道、宫颈内感染，危害胎儿。或在阴道分娩时，直接感染新生儿，导致新生儿患咽乳头瘤和肛周疣，这不利于优生。

高龄孕妇的必要检查

1. 检测血压

年龄增长会使血管弹性减低，血液黏稠度增大，从而导致血压上升。血压高于 140/90 毫米汞柱者应控制正常后再考虑怀孕，否则会导致妊娠高血压，甚至发生抽搐、昏迷。

2. 心电图、超声心动图检查

心脏病的发生率往往随年龄的增长而增高。由于怀孕时血容量比平常增加 45%，胎儿及母体耗氧量也增加，使心脏负担加重，若有心脏病，怀孕时就有可能发生心力衰竭，危及母婴生命。

3. 超声波检查

一般需要做两次，分别在孕 12 周和 20 周的时候进行。这项检查可用来进一步确定孕妇的怀孕日期及胎儿发育异常的情况，如腭裂、脏器异常，同时可发现多胞胎。孕妇都应做此项检查。

4. 绒毛及羊水检查

在孕 11 周左右，用一根活检针通过宫颈或腹壁进入宫腔到达胎盘位置，取出少许绒毛组织，进行检查。也可在 16 周左右，在麻醉的状态下，以针头穿刺的方法取羊水，收集胚胎脱落细胞，进行检查。这些都是检测胎儿是否异常的方法。此项检查一般用于高龄孕妇，必须要在有经验的医生指导下进行，以免引起流产。

5. 脐带穿刺

孕 20 周后，在局部麻醉的情况下，用针头取胎儿脐带血进行检查，这种方法可检测染色体是否异常，判断是否患有遗传性血液病。此方法仅用于高危孕妇，同样必须在有经验的医生指导下进行。

6. 甲胎蛋白检测

在孕 16～20 周进行，是一种无危险的血样检查，测定血液中的甲胎蛋白水平，可发现胎儿神经缺损、肾脏和肝脏等疾病，是所有孕妇都要进行的一项检查。

7. 妇科检查

高龄妇女较易发生妇科肿瘤，同时一些肿瘤在怀孕时发展加速，治疗上还要顾及胎儿安全，所以必须做妇科检查确定有无子宫、卵巢、输卵管肿瘤及宫颈癌。

另外，血、尿、便常规，血清学、遗传病学检查也要做。

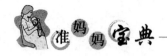

高龄孕妇注意啥

所谓高龄初产妇，指的是年满35周岁以上，并第一次生育者。

一般女性25岁时半年内受孕率达60%，30岁后则降至30%以下，若35岁以后再要孩子，除了容易不孕不育外，往往还会有其他不利影响，需要引起格外注意。

1. 易致难产流产

随着年龄增长，子宫收缩力和阴道舒张力降低，易发生难产和产后出血，剖宫产几率、产妇死亡率也均高于年轻产妇。自然流产率与年轻孕妇相比也增加3倍。

2. 把流产伤害减到最低

流产后，要给自己一个休息的时段，不能急急忙忙马上又怀孕。一般来说，流产以后要半年之后才能考虑再次怀孕。因为对母亲而言，流产后子宫内膜没有完全恢复，前置胎盘或者胎盘植入的发病率会增高，引发并发症，流产几率会大大增高。因此，半年内要避孕，这对于女性身体的恢复也非常重要。

3. 流产后无需大补

流产后不少女性认为要吃补品补身子。但专家指出，大补后反而会造成供血过足、出血时间过长的状况。因此流产或生产后的妇女只需正常饮食，均衡营养，平补即可。

4. 易出现并发症

高龄初产妇的妊娠高血压综合征发病率约为年轻初产妇的5倍，因而较易导致胎儿宫内生长发育受限。此外，孕妇年龄越大，发生糖尿病、心脏病、肾病等并发症的机会就越多。

5. 易致胎儿畸形

怀孕时间越晚，卵子受环境污染的几率就越多，并且卵巢功能也开始减退，容易导致胎儿畸形。

高龄孕妇防流产对策

据统计，年龄在 35 岁以上孕妇的流产率，是年龄 30 岁以下孕妇的 2～3 倍。

高龄孕妇易流产确与年龄有关。年纪大了，身体机能会慢慢衰退，卵子的质量会越来越差。另外，有一些女性缺乏保健知识，再加上 35 岁以上才要孩子的女性，往往工作压力和精神压力较大，而且女性婚后多年不要孩子，有可能产生抗精子抗体，免疫性流产的几率会大大增高。

那么，高龄产妇该怎样应对呢？

首先，要做好孕前保健。结婚前要检查是否患有疾病。此外，要懂得如何避孕。不少流产的高龄孕妇透露曾有流产经历，多次人工流产后，免疫性流产几率会增高。如果因为种种原因暂时不想要孩子，应该采用避孕套或宫内节育器等有效的避孕措施。

高龄孕妇如何平安分娩

高龄产妇易出现以下一些问题：

1. 臀位产、手术产的发生率增高。因为这个年龄的孕妇骨盆和韧带功能退化，故产道组织弹性差，子宫收缩力相应减弱，易导致产程延长而引起难产，造成胎儿损伤。故高龄孕妇临近预产期应做好充分的思想准备，提前住院待产。

2. 胎儿先天愚型、畸形、遗传疾病的发生率增高。但可以采取产前诊断加以避免。可在孕 12～18 周进行母体抽血筛查，

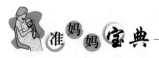

另外可进行羊膜腔穿刺、绒毛取样、脐血取样进行胎儿染色体分析，及早发现胎儿是否存在异常情况，以决定是否需要早期终止妊娠。另外 B 超、彩超也可协助诊断胎儿畸形。

3. 高龄孕妇还容易并发一些妊娠并发症，如妊娠合并心脏病、妊娠期高血压、妊娠期糖尿病等，这些都可通过孕前检查及早发现，及时得到控制，从而保证整个孕期母亲和胎儿的安全。另外，孕期适当补充叶酸也可预防神经管缺陷畸形。

孕早期心情紧张易流产

美国科学家最近研究表明，孕妇如果在妊娠早期过度紧张，流产的可能性增加大约 3 倍。

大部分流产发生在妊娠头 3 周，也就是胎盘发育期。但是，由于孕妇在这个时期都不知道自己怀孕，因此有关流产的知识基本上都是妊娠 6 周后的。

美国科学家在危地马拉对 61 名妇女进行了为期一年的跟踪研究。这些妇女中大多数人 20 岁出头，而且至少已经生育了一个孩子，她们生活贫困，每天没有足够的粮食，而且经常患病。一年当中，其中 22 名妇女怀孕，只有 9 人顺利产下了婴儿。

科学家发现，妊娠头 3 周体内皮质醇显著增加的孕妇流产的概率是皮质醇稳定的孕妇的 2.7 倍，前者中 90% 的孕妇会流产，后者中只有 1/3 的人会流产。

精神压力大会引起流产

美国科学家专门对早孕流产与精神压力的关系进行了对照研

究。研究得出结论：妊娠初期，也就是受精卵着床的过程中，孕妇精神压力的大小对怀孕能否顺利进行影响巨大。这一结果可以解释为什么有些人越怕流产就越容易流产的原因。

因此，孕妇要从缓解精神压力方面多做些努力。比如给自己放放假，外出旅游散散心，减少工作压力等。另外，应以平常心态对待孕育子女，不要如饥似渴，更不要提心吊胆。一时未怀孕不必着急；发现停经也不要紧张，不必急于去做妊娠试验，权当是月经不准。这样反倒可以顺利度过妊娠早期容易流产的阶段，孕8周以后流产的机会就会减少。

正确认识初孕期阴道出血

怀孕初期的阴道出血现象都有理由让孕妇提高警惕。

1. 宫外孕

宫外孕的最初表现跟正常的怀孕没有什么不同，直到胎儿越长越大把输卵管撑破，才导致出血。出血一般在怀孕两个月左右的时候出现，并伴有恶心、腹部剧痛等症状。一般要马上进行手术，否则将会有生命危险。

2. 性病

如果孕妇患有性病，怀孕时会出现不同程度的阴道流血现象。患严重性病的怀孕妇女首先要终止妊娠，因为有病毒的母体不但不能承担孕育生命的重担，还会把病毒传给孩子。

3. 宫颈糜烂

宫颈糜烂在性活动频繁的成熟女性中极其普遍，几乎30%～40%的已婚女性都有染病的可能，而宫颈糜烂也是较普遍的孕期出血原因之一。一般需要安胎、卧床和休息，如果严重则考虑终止妊娠，或采取保守措施，一面安胎一面进行治疗。

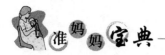

4. 胎盘低置

由于胎儿着床的位置靠近子宫颈口，所以最容易出现先兆流产现象。而且在临床中也发现，在这样的情况下发生自然流产的几率最高。胎盘低置引起的先兆流产即使没有最终导致流产，也很有可能在整个怀孕期间都有间断的出血现象。

5. 子宫息肉

子宫息肉会导致怀孕早期有出血现象。在胎儿长到 3 个月左右时进行一个小手术，就可以在不影响妊娠的情况下将息肉"清理"出去。

6. 死胎盘

如胎盘本身不能供给胎儿营养，也容易出现先兆流产的现象。

出现流产先兆怎么办

流产是最常见的妇产科疾病，流产之前常有先兆。早期妊娠时若发生阴道流血，应立即到医院检查。流血的原因很多，但最常见的是流产，其他如宫外孕、葡萄胎、生殖道局部病变及蜕膜息肉等等，这些病对妇女和胎儿都有影响，必须及早作出诊断，以便及时治疗。

流产的症状还有阵发腹痛和腰酸。阴道流血超过 7 天，或量超过正常月经量，或胎膜已破，或持续性的痉挛性腹痛，常是不可避免性流产的症状。

有的妇女在每次妊娠 3～4 月后，就发生流产，而且连续发生了 3 次以上，这就是习惯性流产。造成习惯性流产常见的原因有下列几种：内分泌异常，如甲状腺状功能偏低等，染色体基因不正常（在这种情况下，夫妻二人的染色体核型均须检查），子宫发育异常及先天性的子宫颈闭锁不全（常在妊娠4～7月突然排出正常的小胎儿）等。

一旦出现流产症状，尚无孩子的妇女往往首先想到保胎。保胎究竟好不好？这要根据具体情况来确定。

妊娠时曾有过先兆流产的症状，如阴道流血、腹痛和腰酸等，经治疗后，症状消失，妊娠继续到足月后，是可以生出一个正常胎儿的。

流产与酶缺欠有关

加拿大科研人员经过3年的研究发现，许多孕妇流产、死产、婴儿先天性缺陷或妇女不育症，与她们体内葡萄糖－6－磷酸脱氢酶的缺欠有关。

葡萄糖－6－磷酸脱氢酶存在缺欠的妇女要么患有不育症，要么怀孕期间将酶缺欠遗传给胚胎，导致种种不良后果。

产前检查不可忽视

产前检查在孕期应进行多次，除了询问病史、全身检查及进行一些化验外，还要进行妇科检查。有些孕妇担心产前检查会引起流产，其实这种担心是多余的。

妇科检查包括以下几项内容：

1. 通过窥器观察阴道和子宫颈，看是否有炎症、息肉、肿瘤，并通过分泌物检查判断是否有滴虫、真菌以及性病。

2. 检查子宫大小，确定妊娠月份，判断是否是葡萄胎；了解子宫形状，判断有无子宫肌瘤、子宫畸形等；检查卵巢和输卵管，观察是否有肿物以及异位妊娠。

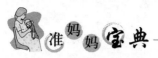

产前的妇科检查要检查多方面的情况，有些可用 B 超等仪器检查，有些则必须用手操作。医生在做妇科检查时，动作比较轻，不会影响胎儿发育，也不会增加流产的机会。在检查时，孕妇应主动配合，精神不要紧张，腹壁放松，使检查顺利进行。

一般来说，有习惯性流产史、多年不孕者，不宜做刺激性太大的检查，另外，有先兆流产的孕妇应在病情稳定后再做检查。

孕妇怎样做 B 超检查

一些孕妇担心胎儿会出现这样或那样的问题，认为应多做几次 B 超检查。而有些孕妇却认为自己一切良好，没有必要做 B 超。究竟孕期需不需要做 B 超检查？做几次最适宜？

1. 孕 20 周时做超声波检查较合适

临床医生根据孕妇不同的情况随时可以要求其做超声波检查。但一般来说，所有孕妇在妊娠 20 周时做系统性超声波检查比较合适。这时做超声波检查可判断胎盘的位置和附着情况、胎儿在子宫内生长发育的情况等。

2. 特殊情况需做胎儿超声心动图

若妊娠有羊水过多或过少、胎儿宫内发育迟缓、胎儿畸形、胎心不规则、胎儿有胸水腹水者，均应在妊娠 18 ~ 28 周做胎儿超声心动图检查。但是由于胎儿活动，胎位多变，检查较困难，最好到仪器性能好的筛查中心，由技术熟练的医生操作为宜。

3. 超声波检查难以发现所有的胎儿畸形

宫内胎儿超声波检查由于受各方面因素的影响（孕妇腹壁厚度，胎儿在宫内的位置等），产前超声波检查不能看清所有胎儿脏器结构，不能发现所有的胎儿异常，因为是"隔着肚子看"。超声波检查只能发现比较明显的胎儿形态结构畸形，而对胎儿某些染色体异常、代谢性疾病等就不能发现，而要做生化、羊水、染色体等检查，必要时需进一步随访。

有研究表明，不适当的 B 超检查会损害胎儿的中枢神经。假如 B 超检查时间过长，探头已经发热了，那么同样对胎儿会有影响。因此，孕妇应该根据医生建议，在适当的时间接受适当的 B 超检查，次数不宜过多。

孕期 4 次 B 超不可少

第一次，孕期 10 ~ 14 周

以往观点认为，孕早期不要做超声检查，其实孕早期也要进行超声检查，可以有助于排除葡萄胎，可以测量胎儿颈项皮肤透明层，当胎儿颈项透明层增厚大于 3 毫米时能早期诊断 68% 胎儿染色体疾病，和唐氏筛查结合可对 98% 的胎儿染色体疾病做出诊断。

第二次，孕期 18 ~ 23 周

这时胎儿各器官的结构和羊水量均最适合胎儿超声的检查，检测胎儿是否异常，观察胎盘、羊水和胎儿的大小。

第三次，孕期 28 ~ 32 周

有些胎儿的结构异常是在妊娠过程中逐渐表现出来的，例如先天性膈疝、脑积水等，胎儿这个时期的结构通过超声能够辨认得很清楚。

第四次，分娩前

预测胎儿体重，确定胎盘的位置、脐带的位置和羊水情况，医生了解这些情况对于胎儿的安全分娩和母亲健康平安是非常重要的。

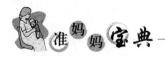

孕妇不要滥用超声波检查

一项新的研究结论是，超声波的确对胎儿的大脑发育有损害。

主持这项研究的美国专家认为，他们的研究结果并不意味着对胎儿做超声波检查是不妥当的，也不是说为了医疗目的而做超声波检查需要禁止。但是，这个结果也意味着怀孕女性应避免做不必要的超声波检查。

超声波对于检查母亲和胎儿的情况当然是有用的，但是在应用超声波时应当把危险和益处作对比，超声波检查能清楚地看到胎儿的外貌，是否有畸形，但是不应当用超声仪在母亲的肚子上一个小时又一个小时地检查。因为这增加了人大脑细胞受超声波不利影响的概率。

解读孕期 B 超检查单

孕期超声检查报告单一般包括以下几个方面内容，这里提供一些参考指标：

1. 胎囊

胎囊只在怀孕早期见到。它在孕 1.5 个月时直径约 2 厘米，2.5 个月时约 5 厘米为正常。胎囊位置在子宫的宫底、前壁、后壁、上部、中部都属正常；形态为圆形或椭圆形，清晰为正常。如胎囊为不规则形，模糊，且位置在下部，孕妇同时有腹痛或阴道流血时，可能要流产。

2. 胎头

轮廓完整为正常，缺损、变形为异常，脑中线无移位和无脑积水为正常。BPD 代表胎头双顶径，怀孕到足月时应达到 9.3 厘米或以上。按一般规律，在孕 5 个月以后，基本与怀孕月份相符，也就是说，妊娠 28 周（7 个月）时 BPD 约为 7.0 厘米，孕 32 周（8 个月）时约为 8.0 厘米，依此类推。孕 8 个月以后，平均每周增长约为 0.2 厘米为正常。

3. 胎心

有、强为正常，无、弱为异常。胎心率在每分钟 120～160 次之间为正常。

4. 胎动

有、强为正常，无、弱可能胎儿在睡眠中，也可能为异常情况，要结合其他情况综合分析。

5. 胎盘

位置是说明胎盘在子宫壁的位置，胎盘的正常厚度应在 2.5～5 厘米之间。钙化一项报告单上分为三级，一级为胎盘成熟的早期阶段，回声均匀，在孕 30～32 周可见到此种变化；二级表示胎盘接近成熟；三级提示胎盘已经成熟。越接近足月，胎盘越成熟，回声越均匀。

6. 股骨长度

是胎儿大腿骨的长度，它的正常值与相应的怀孕月份的 BPD 值差 2～3 厘米左右。比如说 BPD 为 9.3 厘米，股骨长度应为 7.3 厘米；BPD 为 8.9 厘米，股骨长度应为 6.9 厘米等。

7. 羊水

羊水深度在 3～7 厘米之间为正常，超过 7 厘米为羊水增多，少于 3 厘米为羊水减少。

8. 脊椎

胎儿脊柱连续为正常，缺损为异常，可能脊柱有畸形。

9. 脐带

正常情况下，脐带应漂浮在羊水中，如在胎儿颈部见到脐带

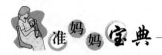

影像，可能为脐带绕颈。

孕妇接种疫苗须知

接种疫苗，主要是为了保护孕妇的身体健康，那么，接种疫苗后会不会给胎儿造成损害呢？主要取决于：

1. 接种的是活疫苗还是死疫苗

活疫苗，是经过处理后的活病毒，毒性低，不会引起疾病，却能在体内生长繁殖，一次注射，终生受益。孕妇注射活疫苗，等于感染了活病毒。病毒有可能通过胎盘进入胎体，虽然毒性已减弱，但不能保证对胎儿肯定无影响。所以，孕妇以不用活疫苗为好。

死疫苗是经过处理的死菌或者死病毒，进入人体后不会生长繁殖，却可引起免疫反应，需多次注射。孕妇接种后，死菌或死病毒不会进入胎体，也就不会影响胎儿，所以，孕妇可以接种。

2. 要看注射后全身反应大不大

有时候，虽然是灭活疫苗，但是，如果注射后会引起严重全身反应，例如高热等，也有可能对胎儿产生不良的影响。

常见疫苗简介

1. 乙肝疫苗

孕妇可以接种。没有受到感染的孕妇，只需常规注射三针疫苗即可预防。怀疑受到感染的孕妇，则应先注射一支乙肝免疫球蛋白，然后验血，如果乙肝表面抗原或乙肝表面抗体阳性，就不需要注射了；若均为阴性，则需再注射三针乙肝疫苗。

2. 甲肝疫苗

国内目前应用的是活病毒减毒疫苗，孕妇最好不用。如有感染甲肝的可能，应马上注射丙种球蛋白。

3. 麻疹疫苗

最好不用。如有可能受感染，可注射丙种球蛋白。

4. 乙脑疫苗

可接种。在乙脑流行季节（8～10月）到流行区，最好先注射乙脑疫苗。

5. 破伤风类毒素和破伤风抗毒素

从未注射过破伤风类毒素和在破伤风高发区或从事易受外伤工作的孕妇，最好进行破伤风类毒素注射，注射3次即可。免疫力低下的孕妇，如受到外伤，可能感染破伤风时，则应注射破伤风抗毒素。

6. 风疹疫苗

孕妇禁用。未患过风疹的孕妇，在妊娠早期接触风疹病人时，最好终止妊娠。因风疹极易引起胎儿畸形，且免疫球蛋白的预防效果欠佳。

孕妇被狗咬应及时注射狂犬疫苗

狂犬病是一种可防不可治的疾病，发病后的死亡率高达100%。被狗咬后，唯一有效的预防手段就是接种狂犬疫苗和注射抗狂犬病血清。孕妇被咬后，不论孕期早晚，都应及时接种狂犬疫苗和注射抗狂犬病血清，以确保孕妇的生命安全。有一份190名被犬咬伤后接受治疗的孕妇及新生儿情况的调查报告，随访时间为一年，并以正常孕妇及其婴儿（称为对照组）作对照比较，调查结果无明显差异。

从以上调查结果看来，孕妇被犬咬后接种疫苗、注射抗狂犬病血清，不论对孕妇还是胎儿都是安全的。

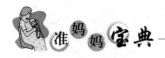

预防和避免流产应注意什么

1. 流产因生殖器官疾患所致者，应矫治生殖器官疾病后再怀孕。

2. 知道怀孕后应避免接触镉、铅、有机汞等重金属、含毒有机物或放射线等，还应预防细菌感染。

3. 急性传染病须待痊愈后一段时间方可怀孕。慢性病病人应治疗到病情稳定并经专科医生认可后才能怀孕。

4. 早孕期（孕 12 周内）除注意饮食卫生和避免过分劳累外，一定要避免过分紧张，保持情绪稳定以利安胎。

特别注意：发生流产后，医生认为应做刮宫术时，病人不宜拖延，以免造成失血过多甚至休克、死亡，或发生影响今后生育的内生殖器炎症，须知大多数流产掉的胚胎都是有先天缺陷的，属于自然淘汰之列。

先兆流产者不宜同房

一般来说，性生活对先兆流产有不利影响，虽不是决定性因素，但有诱发作用。这主要是先兆流产者自我流产倾向极大，一旦进行房事，由于精神高度亢奋，盆腔及子宫充血，性高潮时子宫痉挛收缩，阴茎对子宫的撞击，精液中前列腺素对子宫的收缩作用等，均可激发不"稳定"的胚胎组织出血，引起腹痛。这些都是性生活对先兆流产妇女的一些不良反应。

另外，孕期多休息。流产危险期应绝对卧床休息，消除紧张、焦虑的心理状态是安胎的重要措施，必要时可服镇静剂。

孕妇临产五大信号

1. 下腹坠胀

孕妇由于胎儿先露部下降压迫盆腔内膀胱、直肠等，常感下腹坠胀，小便频，腰酸等。

2. 腹部轻松

孕妇在临产前 1～2 周，由于胎儿先露部下降进入盆腔，子宫底部降低，常感上腹部较前舒适，呼吸较轻松，食量增多。

3. 假阵缩

分娩前 1～2 周，常有不规律的子宫收缩。

4. 见红

在分娩前 24～48 小时，阴道会流出一些混有血的黏液，即见红。见红一般是临产前的一个重要信号。

5. 羊水流出

在分娩前几个小时会有羊水从阴道内流出，这是临产的一个征兆，应及时去医院。

临产妈妈须知

孕晚期去医院做产前检查，大夫会教给孕妇应该怎样进行自我监测胎儿，一般是每天 3 次，一次 1 小时，可以早中晚各做一次。如果一个小时胎动超过 3 次，或者 3 个小时加起来一共超过10 次，那么这种胎动应该是正常的。如果长时间没胎动就应该及时去医院请大夫检查。胎动如果是连续的应该算作一次，间隔后再计算第二次。到了晚期听胎心，每分钟 120～160 次是正常

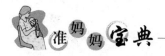

的。如果在胎动的时候偶尔增加一两次也应该算作正常的。

那么究竟妊娠晚期应该在什么情况下去医院等待生产呢？首先，如果破水了就应该马上去医院，尽量还要在平躺的状况下去医院，免得脐带掉下来，这样很危险。

另外就是规律宫缩的情况，所谓规律宫缩就是 4~5 分钟就有一次宫缩，持续 40~50 秒，这种情况就叫规律宫缩。规律宫缩如果伴随胎头下降、宫颈扩张，就说明要临产了。如果阴道出血并非黏性分泌物，而且阴道出血超过了日常月经量，这时应该马上去医院，可能会有一些异常情况。

一般来说，到了妊娠 36~37 周的时候，医院给孕妇做产前检查的时候会根据孩子大小、骨盆情况以及产前检查发现的问题来决定究竟采用怎样的分娩方式。最好选择自然分娩的方式。自然分娩毕竟不用开腹，恢复相对较快，有利于母乳喂养的早期开始。

生孩子宜缓不宜急

生孩子太慢当然不好，但是太快也不是好事，须知生得太快对母儿均不利。

总产程不足 3 小时称为急产。急产是由于宫缩过频、过强、产道的阻力相对较低，胎儿迅速下降，而使产程过快。

过频、过强的子宫收缩使胎盘的血液循环不良，胎儿容易在宫内缺氧，并可延续至产后而造成新生儿窒息。已发生宫内窒息的胎儿在很快娩出时，由于头部压力突然降低，可造成颅内血管破裂，也可由于在产道内下降过快而受到损伤，故新生儿颅内出血发生率较高。由于生得过快，使医务人员措手不及，消毒不严，变成无准备分娩，使母儿遭受感染。发生急产时，常因宫颈、阴道特别是会阴来不及扩张而发生严重裂伤。产后亦可因子宫肌纤维缩复不良而发生生产后出血。

万一在家中急产，要因地制宜，冷静处置，一面通知产科医院派助产士出诊，一面由有分娩经验的妇女暂时充任接生员。产妇应平卧床上，臀部垫以塑料布，两腿分开，暴露会阴，用温度适宜的肥皂水或温开水清洗会阴。用干净的毛巾托住胎头，产妇不可用力进气，让胎头缓缓娩出。胎儿娩出后暂不断脐，等待助产士或医院处理，胎盘未娩出不可牵拉脐带。如胎盘已娩出，将产妇连同胎盘一起送医院，让助产士检查胎盘是否完整娩出。有产道裂伤，医务人员会做缝合修补，根据分娩经过酌情使用抗生素。新生儿须打破伤风抗毒素。

孕妇临产"五忌"

1. 忌怕

有些孕妇由于对分娩的生理常识缺乏了解，对分娩有恐惧感，临产期越近，心中越是紧张不安。其实，这种顾虑是不必要的。在现代条件下，分娩的安全性已大大提高，即使在必要时施行助产或剖宫产手术，发生危险的可能性也极小。

2. 忌忧

有些孕妇由于生活或工作上遇到困难，或发生意外的不幸事件，临产前精神不振、忧愁、苦闷，特别是有些孕妇的公婆或丈夫盼男孩子心切，给临产孕妇施加无形的压力，造成沉重的心理负担，也是分娩困难的重要原因之一。

3. 忌急

有些孕妇未到预产期，便焦急地盼望早日分娩，担心孩子会出问题。她们不知道预产期有一个活动期限，提前17天或滞后

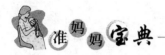

10 天之内，都属于正常的。

4. 忌粗

少数孕妇粗心大意，到了妊娠末期仍不以为然。有的孕妇临近预产期，还外出长途旅行，由于车船的颠簸，常在途中意外分娩，而威胁母儿的生命。

5. 忌累

临产前，活动量要适当减少。如果精神或身体处于疲惫状态，将影响顺利分娩。

孕妇只要做到"五忌"，便可保大人孩子的安全和健康。

自然分娩有助保护新生儿大脑

法国科学家对自然分娩和剖宫产出生的幼鼠脑组织样本进行的比较研究，结果发现，催产素减少了细胞的氧需求量，从而保护大脑免受因分娩过程中出现的缺氧而造成的损伤。尤其在分娩时间过长或难产的情况下，这种激素可对大脑免受缺氧损伤起到一种自然的保护作用。

自然分娩有利泌乳

在胎儿娩出前，母亲体内的分泌状态会发生变化，为泌乳做好准备。下列研究结果可以证实这一点。

早在 1977 年，人们就已经知道 β－内啡肽可促进催乳素的释放。1979 年，研究者发现在分娩过程中母体的 β－内啡肽水平会升高。

瑞典学者的研究显示，与剖宫产产妇相比，产后两天，阴道产产妇哺乳时体内催乳素可呈脉冲式释放，幅度与频率与哺乳持续时间相关。而剖宫产产妇在哺乳进行 20～30 分钟后，催乳素释放水平仍无明显升高。

意大利学者研究表明，产后第四天，在阴道分娩的产妇的初乳中，β－内啡肽水平明显高于剖宫产产妇。母乳中这种阿片类物质的作用有可能诱导婴儿对母乳产生依赖性。

由上可见，母亲与新生儿的行为受分娩过程中所释放的多种激素的影响。同时，上述研究也揭示了新生儿能在出生后第一时间内找到母亲乳房的奥秘。

以上研究对减少剖宫产和增加母乳喂养都会有所帮助。

自然分娩还是剖宫产

有些产妇及家人认为，剖宫产可免受痛苦，既不改变体形，又能保证婴儿的安全，剖宫产生的孩子很聪明等，因此盲目地追求剖宫产。这主要是对正常分娩缺乏正确的认识。

其实，阴道分娩对母子更有好处。对于胎儿，分娩过程中子宫有规律的收缩，能使胎儿的肺得到锻炼，出生后有利于新生儿呼吸动作的建立，促进肺成熟，出生后很少发生肺透明膜病；分娩时宫缩和产道的挤压作用，可将胎儿呼吸道内的羊水和黏液排挤出来，使新生儿湿肺和吸入性肺炎的发生率大大减少；免疫球蛋白 G（IgG）在自然分娩过程中，可由母体传给胎儿，剖宫产儿缺乏这一获得抗体的过程，因而自然分娩的新生儿具有更强的抵抗力。

对产妇来说，分娩阵痛时子宫下段变薄，上段变厚，宫口扩张。这种变化使产妇产后子宫收缩力增强，有利于产后恶露排出，子宫复原，减少产后出血。且免受麻醉和手术的影响，产后恢复快。剖宫产是解决母婴并发症和难产的一种手段。随着医疗

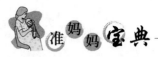

技术水平提高，尽管手术的安全性提高了，但手术的危险如麻醉意外、羊水栓塞等依然存在，新生儿吸入性肺炎的发生率较高，还可能发生产后出血、盆腔粘连等。分娩后，产妇身体恢复得也较慢。

如何让自然分娩更顺利

研究认为，孕妇自然分娩的速度与孕期的饮食结构有一定的关系，特别与锌的摄入量有关。专家认为，锌能够增强子宫一些酶的活性，促进子宫收缩。相反如果孕妇缺锌的话，那么自然分娩的速度就会减慢。所以，如果是一个准备自然分娩的孕妇，就该平时多补补锌。含锌丰富的食物包括瘦肉、海鱼、核桃等。

适度的身体锻炼能够增强体质，还能增强子宫收缩力，使分娩更顺利。对于大部分孕妇来说，要使自然分娩更顺利，首先就必须克服恐惧和紧张的心理，所以在孕期经常进行心理暗示就非常必要。通常，最有效的心理暗示法，就是对自己说一些鼓励的话，比如"为了宝宝的聪明和健康，我什么也不怕"等。

六种方法增加顺产几率

1. 选择合适年龄分娩

女性生育的最佳年龄是 25 ~ 29 岁，处于这一年龄段的女性顺产可能较大。随着年龄的增长，妊娠与分娩的危险系数升高。首先，年龄过大，产道和会阴、骨盆的关节变硬，不易扩张，子宫的收缩力和阴道的舒张力也较差，以至于分娩时间延长，容易发生难产。其次孕妇年龄越大，发生高血压、糖尿病、心脏病等并发症的机会越多，需要剖宫产的机会也越多。

2. 孕期合理营养，控制体重

胎儿的体重超过 4 千克（医学上称为巨大儿），母体的难产率会大大增加。巨大儿的产生与孕妇营养补充过多、脂肪摄入过多、身体锻炼偏少有关。孕妇患有糖尿病，也会导致胎儿长得大而肥胖。理想的怀孕体重在孕早期 3 个月以内增加 2 千克，中期（怀孕 3~6 个月）和末期（怀孕 7~9 个月）各增加 5 千克，前后共 12 千克左右为宜。

3. 孕期体操

孕期体操不但有利于控制孕期体重，还有利于顺利分娩。孕妇在做体操时要注意运动时间、运动量、热身准备，防止过度疲劳和避免宫缩。另外，有习惯性流产史、早产史、此次妊娠合并前置胎盘或患有严重内科并发症者不宜进行孕期体操锻炼。

4. 定时做产前检查

孕妇定期做产前检查，是根据胎儿发育和母体生理变化特点而设计的，其目的是为了查看胎儿发育和孕妇健康状况，以便于早期发现问题，及早纠正和治疗，使孕妇和胎儿能顺利地度过妊娠期和分娩。

5. 矫正胎位

在妊娠 30 周前，胎儿相对子宫来说还小，而且母亲宫内羊水较多，胎儿有活动的余地，会自行纠正胎位。若在妊娠 30~34 周还是胎位不正时，就需要矫正了。可以采用胸膝卧位法矫正胎位。

6. 做好分娩前的准备

预产期前 2 周，孕妇需要保持正常的生活和睡眠，吃些营养丰富、容易消化的食物，如牛奶、鸡蛋等，为分娩准备充足的体力。临产前，孕妇要保持心情平静，一旦宫缩开始，应坚定信

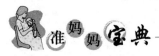

心，相信自己能在医生和助产士的帮助下安全、顺利地分娩。

妙招缓解分娩痛

解除分娩时的阵痛，是每个产妇的愿望。以下是医生和产妇们精心总结的经验。

1. 分娩环境要温馨

分娩的环境要尽量家庭化，舒适、温馨、宁静、安全。产妇身着棉质、宽大、舒适的睡袍；墙边的桌子上，还可以摆放鲜花、可口食品和孕妇喜欢的玩具等。这样会使产妇达到心理上的放松，起到减痛效果。

2. 拉美兹分娩镇痛法

拉美兹分娩镇痛法是由巴甫洛夫的"条件反射"原理推演出来的，而将此原理运用到分娩中，则是当阵痛来临时，将原本疼痛时立即出现的"肌肉紧张"，经过多次练习转化为"主动肌肉放松"，而使疼痛减少。拉美兹分娩镇痛法分为以下几个部分。

（1）呼吸放松：专心呼吸可转移对疼痛的注意力，并且可使氧气与二氧化碳浓度在体内保持平衡。

分娩第一阶段的呼吸：腹式呼吸。腹式呼吸可以增强腹部肌肉的力量，用于分娩第一期的阵痛发作时，具有缓和痛苦的作用。具体方法：仰卧，两腿轻松分开，膝盖稍微弯曲。双手拇指张开，其余四指并拢，放在下腹部。两手拇指约位于肚脐的正下方。深深地吸气，使下腹部膨胀般地鼓起。当腹部膨胀到最大限度时，再慢慢吐气，使下腹部恢复原状。如此反复地"膨胀"、"吐气"。

分娩第二阶段的呼吸：先用胸式呼吸。宫缩来临时，用胸式呼吸法往胸里吸满八成的气，当宫缩最剧烈时，屏气 3～4 秒，向肛门方向用劲。接下来，边用劲边将吸入的气呼出。

分娩第二期终了之际，要用短促的呼吸，放松腹部，使胎儿头部缓缓露出。

（2）音乐放松：音乐可以缓解焦虑，减少去甲肾上腺素的释放，所有这一切都有助于加速分娩的进程。

（3）想像放松：在分娩中进行积极的想像可以大大加强放松效果，有利于分娩的顺利进行。

（4）触摸放松：这种方式需要准爸爸的配合，他应当能够确定准妈妈身体正在用力的部位，并且触摸这一紧张区域，使准妈妈的注意力集中在那儿。例如按摩下腹部和腰骶部并与深呼吸配合，效果就非常好。

（5）按摩放松：在分娩过程中，所需要的按摩方式将会不断地发生变化。在分娩的初期可能需要轻柔的指尖触摸。分娩第一期，大腿和腰部会产生酸痛或慵懒无力的现象，此时用拇指压髂前上棘或耻骨联合，或双手握拳压迫腰骶部，就会显得较为轻松。在分娩的中晚期冷敷以及热敷都会使疼痛的信号在通往大脑的传递途中受到抑制或削弱。

（6）伸展训练：在产前锻炼骨盆四周及骨盆底的肌肉力量，有助于增加骨盆四周、骨盆底关节韧带的弹性，更利于胎儿通过产道，对孕妇产后康复和体形恢复也非常有益。

不过并非所有的孕妇都适合用拉美兹分娩镇痛法，凡是有自然流产史、多胞胎、胎位不正、前置胎盘或已有不规则出血的孕妇，不适合用此种方法。

3．一般药物镇痛

在疼痛难忍时，也可配合应用药物镇痛。镇痛效果较为理想的是硬膜外麻醉，在产妇腰背部硬膜外腔放置导管，这导管中麻醉药的浓度大约相当于剖宫产的1/5，即淡淡的麻醉药。当产妇

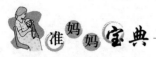

的宫口开到三指时，通过已经放置的导管给药，大约在给药 10 分钟后，产妇就觉不到宫缩的强烈阵痛了，但仍能感觉到宫缩的存在。

4. 人际支持给产妇精神安慰

（1）提供导乐：导乐是指一个有生育经验的妇女在产前、产时及产后给产妇持续的生理上的支持和帮助，以及精神上的安慰和鼓励，能给产妇安全和依赖感，因此它是减轻产痛和消除产妇紧张情绪的一种很好的方法。

（2）丈夫陪伴：丈夫可在医务人员的指导下帮助产妇做一些事情，如握手、抚摩、按摩、擦汗等，使产妇感受到亲情的温暖。

分娩时子宫破裂及预防

胎儿还没有娩出就发生子宫破裂，如果没有及时诊断与处理，就可能导致母婴死亡。通常子宫发生破裂与下列因素有关：

1. 胎儿先露部下降受阻

包括骨产道或软产道狭窄与畸形，以及胎位或胎儿异常如横位、巨大胎儿等，使胎儿的先露部下降但不能娩出，子宫上段肌层强烈收缩而下段肌层被向上牵拉、伸展变薄，最后导致子宫破裂。

2. 子宫本身病变

曾做过剖宫产、刮宫或子宫肌瘤剔除术者，其手术瘢痕易破裂。子宫发育不良，肌壁薄弱，也易促使其破裂。

3. 宫缩剂使用不当

宫缩剂能激起强烈的子宫收缩，但是如果胎儿下降受阻，也可以造成子宫破裂。

4. 手术或损伤

如宫颈口未开全就行产钳术或强行做内倒转术等。

子宫破裂严重威胁母婴健康，预防措施如下：

1. 避免多次接受人工流产，以免对子宫肌肉造成损伤。

2. 积极配合医生进行产前检查，以便及时发现和纠正异常胎位，如既往有剖宫产史、肌瘤剔除术及难产史，都应严密观察或提前住院待产。

3. 妊娠和分娩过程中遵从医嘱，以便医生能及时发现和解决问题。

初产妇如何对待分娩

分娩的第一期，产妇觉得小便勤，腰酸，下腹胀闷，这是正常的。产妇可以随便活动，按时吃、睡，不要有精神负担。子宫口开大三横指以上，宫缩时间接近 1 分钟，间歇时间有 3 ~ 5 分钟时，就需要卧床。这时可用深呼吸的方法缓解产痛，即子宫收缩时，产妇深吸一口气，再深呼出，进行腹部运动，子宫收缩间歇时，深呼吸也暂停。在深呼吸的同时，用双手按摩自己感到最不舒服的地方，如下腹、髂骨两侧或是腰部。

在分娩第一期，子宫口从 0.2 厘米开大到 10 厘米，这一过程初产妇要 15 ~ 16 小时，经产妇要6 ~ 8小时。

第二期，从宫口完全开大，到胎儿完全娩出。在这个时期，子宫收缩更频繁，收缩和间歇时间几乎相等，约 50 ~ 60 秒。产妇要与助产士合作，按着助产士的指示用劲，在破膜后羊水流出，宫缩间歇延长一会儿，再宫缩，产妇需要进气用力向下使劲，子宫收缩间歇时也休息。这个时候产妇要听从助产士的指导，配合进气与休息，平心静气地完成分娩动作。等到胎头将娩出时，更要注意不可滥用劲，以免胎头撑破骨盆底的肌肉，这时产妇要在宫缩时张口呼气，张口吸气，可以减轻腹压，避免会阴

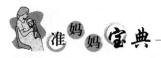

裂伤。胎头娩出后,不需用力胎体就可以在助产士的协助下顺利地娩出,所以这时不可使劲,以防胎肩娩出时会阴裂伤。

胎儿娩出后进入第三期,此时产妇休息 15 分钟左右,子宫再次收缩,胎盘与附属物便会娩出。如果有流血或胎盘半小时不下来,助产士可用按摩宫底等办法帮助盘娩出。

总之,整个分娩过程,产妇要与助产士合作。

不可擅自药流

有些意外怀孕的人,以为药物流产像治疗感冒一样简单,不把药物流产当回事,自行用药。药物流产也有它的不足之处,擅自用药还会发生并发症,甚至危及生命。

1. 药物流产的缺点

(1)蜕膜不完全排出问题尚未得到解决,故需在医生的指导下用药,用药期间需多次到医院检查。

(2)药物流产期间出血时间平均约 20 天左右,在此期间若不注意外阴卫生和避免性生活,极易引起上行感染,甚至影响生育。

(3)药物流产有一定的失败率,即胚胎不排出或部分排出,还需再做人工流产加以补救。

药物流产也不像人们想像的那样简单。药物流产是一个过程,从服药到流产,一般需要 3~4 天。期间会有一定的不良反应,如恶心、腹痛,少数妇女还会有痉挛性腹痛,对健康也会有一定影响。如果药物流产后出血时间长、出血量多,还会导致贫血和感染。

2. 不适合药物流产者

(1)心、肝、肾疾病患者及肾上腺皮质功能不全者。

（2）有使用前列腺素药物禁忌证者，例如青光眼、哮喘、过敏体质等。

（3）每天吸烟超过 10 支或嗜酒者。

（4）生殖道患炎症者。

（5）半年内有过人工流产史或剖宫产史者。

（6）子宫畸形或合并子宫肌瘤者。

3. 准备做药物流产应具备的条件

（1）近 1 个月内不离开本地。

（2）有条件在设施完善的医疗机构就近就医。

（3）停经少于 49 天。

（4）B 超显示宫内妊娠，胎囊平均直径小于 20 毫米。

（5）没有心、肝、肾、生殖、内分泌系统疾病。

（6）无烟酒嗜好。

4. 选择药物流产的注意事项

一是要严格控制怀孕天数，孕期越短越好；二是最好到有急诊处理的医院进行药物流产，并在医生的指导下用药，以防不测。

剖宫产不能想做就做

是自己生产，还是剖宫产，这是每一个孕妇都会面临的问题。有些孕妇早在生产前的几个月，就下定决心要做剖宫产。她们认为，剖宫产可以让孩子避免经过产道的挤压，这样宝宝会更聪明；阴道分娩时很多人也要侧切一刀，痛苦不会比剖宫产少；自然分娩，孩子经过产道，会把那里撑得松弛，不易恢复，会影响膀胱的功能和将来二人世界的和谐；阵痛的感觉太可怕，受不了；手术单上那么多可怕的并发症，发生的几率很小，不用担心

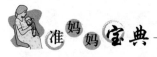

什么。这些理由有没有道理姑且不去研究，这里主要是想告诉大家，剖宫产只是自己生产的一种补救措施，实施剖宫产手术必须具备一定的医学指征。

一般来说，当胎儿或母亲发生危险情况时，在时间不允许的情况下，或与其他的分娩方式相比，剖宫产对母婴更安全的情况下，医生会果断选择剖宫产。比如：现在巨大儿较多，当胎儿过大，母亲骨盆无法容纳胎头，或母亲骨盆狭窄或畸形，即头盆不称时，会选择剖宫产；胎儿出现宫内缺氧，短时间不能分娩时；母亲患严重的妊娠高血压综合征，无法承受自然分娩时；高龄初产妇，胎儿特别珍贵等等，以上都是适宜做剖宫产的适应证。因此说并不是所有的产妇都适合的。

而且，剖宫产与自然产并不是一成不变的，要根据分娩过程的实际情况，选择最适宜的分娩方式。当决定自然产后，进入产程，胎儿可因宫缩过强，发生宫内缺氧，无法耐受产程，这时医生会建议剖宫产；在产程中，由于胎头位置不好，无法内旋转，也需要剖宫产；有时产妇的子宫口水肿，不再继续开大，也无法自然产。有的产妇认为这是受二茬罪，实际上胎儿经过几个小时的宫缩，经受了锻炼，会减少感觉统合失调综合征的发生，有利无害。也有些产妇已决定剖宫产，但还未来得及完成准备工作，已临产顺利自娩。

每一个孕妇都有自己选择分娩方式的权利，但最终采用哪种方式分娩，还是应当与医生共同商量，根据自己的实际情况选择对母婴最为有利的分娩方式。

怀孕以后为什么不能乱服药

妇女怀孕后，千万不能自己乱服药，否则，会严重影响胎儿的健康。比如：服用抗肿瘤药物容易流产，胎儿容易无脑、脑积水及腭裂；白消安、环磷酰胺、去乙酰甲基秋水仙碱、苯丁酸氮介等均可引起胎儿畸形；妊娠 3 个月内用男性激素、黄体酮、睾酮及类似药物后，可使女胎男性化；用雌激素，则可使男胎女性化，同时可患脑积水、脑膜膨出和内脏畸形；大剂量用肾上腺皮质激素可引起死胎、早产和腭裂等；多服抗惊厥药和镇静药苯妥英钠可引起胎儿腭裂、唇裂及先天性心脏病；长期服用氯丙嗪可使胎儿发生视网膜病变；眠尔通、利眠宁在妊娠 6 周内应用，可使胎儿发育异常；多服抗疟药乙氨嘧啶可使胎儿畸形；大量长期服用奎宁可造成死胎、先天性耳聋及智力障碍等；氯化奎宁也可造成耳聋、脑积水、心脏畸形、马蹄肾及四肢发育不全等；服用抗菌药四环素过多，可引起骨质、胎牙齿发育障碍、胎儿手指畸形、先天性白内障、假性脑肿瘤或死胎等；链霉素可使胎儿第八对脑神经损害；卡那霉素也可引起听觉障碍；新生霉素可使胎儿发生高胆红素血症；磺胺类药物可引起黄疸；抗糖尿病药物甲苯磺丁脲可能引起死胎、新生儿死亡或多发性畸形；维生素 A 过量，可使胎儿畸形；但缺乏维生素 A，则可引起新生儿发生白内障。此外，甲状腺素、水杨酸类解热镇痛药、烟酰胺类、抗组胺类、中枢神经系统等药物与胎儿畸形也有关系。所以，怀孕期间千万不能乱服药。

孕妇怎样安全用药

　　孕妇用药对胎儿的影响与药物的性质、用药时胚胎发育的阶段、胎儿对药物的敏感性、药物剂量的大小以及用药时间长短有关。因此，孕妇用药要遵循以下几点。

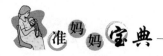

1. 了解药物的安全性

目前，国际上孕妇安全用药的准则是参照美国食品与药物管理局颁布的妊娠药物分级来进行选择的，根据美国食品与药物管理局的规定，药品必须标示怀孕用药安全级数，而这项级数目前分五级，即 A、B、C、D、X，安全性依次递减，也就是，A 级最安全，X 级禁用。A、B 级药物，如多种维生素类和一些抗生素（如青霉素类、头孢菌素类）等，对胎儿无危害或副作用，孕妇一般可安全使用。C、D 级药物，如一些激素类或保胎药，则对胎儿有危害（可能致畸或流产），但对孕妇有益，需在医生的指导下，权衡利弊后慎用。X 级药物，如抗癌药物、性激素等，对胎儿有危害，对孕妇无益，此类为孕期禁用药。相对来说 A 级和 X 级药物都不是很多，大多数药物是介于两者中间的，因此就需要医生根据孕妇的具体情况，在药物不良反应和治疗疾病作用之间进行权衡，做出选择。

2. 注意服药的时间

怀孕期间的用药安全，除了考虑药物安全性分级之外，也要注意服用药物的时间。研究表明，药物不良反应在整个孕期的不同阶段危害性是不同的。不同时间用药产生的后果如下：

受精后 1 周内用药，受精卵尚未种植在子宫内膜，一般不受药物影响。

受精 1～2 周内用药，受精卵已种植于子宫内膜，但组织尚未分化，药物产生的影响除流产外，并不引起畸形，属安全期，故在孕前或孕早期服用了一些药物对胎儿不会有太大的影响，不必过分担心，也不必因此做人工流产。

在受精后最初的两周，即第 3～4 孕周，若受精卵受到药物影响可能有两种结局：一种是药物严重危害了受精卵，导致它无法正常分裂、发育，就会造成在孕早期自然流产。另一种可能是药物并没有对受精卵造成"致命性"伤害，受精卵会通过超强的自我修复能力挽回损伤，并继续发育成一个正常的胎儿。因此，如果不小心在这个阶段服药，可以采取顺其自然的态度。

受精后 3~8 周（即停经 5~10 周），是胚胎器官分化发育的关键阶段，此时细胞开始定向发育，受到有害药物的作用后即可产生形态上的异常而致畸，因此这一段时间是致畸高度敏感期。而在其后的孕期中，虽然各个系统还会继续发育完善，但大多是功能上的影响，基本不会形成如无脑儿、先天性心脏病、肢体缺失等严重的畸形。因此在妊娠前 3 个月应尽可能避免用药，但不包括必须的治疗药物。

3. 在医生指导下用药

孕期用药最好都能咨询妇产科医生，医生会针对每个孕妇的状况，给予不同的用药建议，因为孕期用药对胎儿的影响不比平常，误用药物或是在必须用药的状况下不用药，都有可能对胎儿及母体造成重大的伤害。

一般而言，在医生指导下按常规剂量、常用疗程用一些常用药，对胎儿影响不大。

总而言之，孕妇最好具备一些基本的药物安全知识，并遵循妇产科医生、专科医生以及药师的药物使用建议，这才是确保自己与胎儿健康的正确方法。

孕妇该添哪些药

1. 补血药

妊娠时，孕妇的血容量增加，对铁的需要量相应增加，单靠每日的饮食补充是不够的，应添加常规补铁剂，如硫酸亚铁 0.3 克，每日 1~3 次口服，以防贫血。

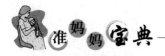

2. 助消化药

孕早期常有恶心、呕吐、消化不良等症状。可服干酵母或多酶片 2~3 片，每日 3 次。也可服健脾胃的中药，如加味保和丸等。

3. 防治痔疮的药

妊娠后期，腹压增加及子宫增大压迫影响静脉回流，则痔静脉容易曲张，因而加重痔疮的发生和发展，症状明显。加之妊娠期常有便秘，尤其习惯性便秘者更为严重，甚至影响休息和睡眠。所以必要时可服用缓泻剂软化大便，可选用乳果糖、甘油。或局部温水洗涤后敷鞣酸软膏。

4. 维生素、钙剂

一般维生素和钙可从食物中获取，如孕妇常常发生小腿抽筋、腰背痛等情况，或有严重维生素缺乏的现象，应服用一些药物。

孕妇用药提示

由于害怕药物对胎儿有影响，所以有些孕妇对医生开的药一概不用。但是有些病如不及时治疗会加速对身体的危害，继而影响胎儿。因此，孕妇用药虽不可避免却要慎重。

1. 能少用的药物绝不多用。可用可不用的，则不要用。

2. 必须用药时，要尽可能选用对胎儿无损害或影响小的药物。

3. 切忌滥用药物或听信偏方、秘方。

4. 避免服用广告药品或不了解的新药。

5. 尽量缩短用药疗程，及时减量或停药。

6. 服用药物时，要注意说明书上孕妇"慎用"、"忌用"、"禁用"字样。

7. 孕妇误服致畸或可能致畸的药物后，应找产科医生根据妊娠时间、用药量及用药时间长短等综合考虑是否要终止妊娠。

患了这些病孕妇慎用药

孕妇在妊娠期用药，是一个重要而又非常复杂的问题，孕妇用药是否正确，除了直接关系到孕妇自身健康外，还会影响腹中胎儿的生长和发育。患有某些病证的孕妇用药更须注意。

1. 病毒感染

孕妇如患病毒感染性疾病，在治疗时，有些抗病毒药物会有较大的副作用，可使胎儿发生畸形。如治疗带状疱疹、单纯疱疹病毒感染时，大剂量使用抗病毒药物对胎儿具有毒副作用。抗病毒药物利巴韦林也有很强的致畸形作用，故禁用于孕妇和有可能在近期内怀孕的妇女。

2. 细菌感染

抗菌药物中的庆大霉素和链霉素，不但对孕妇本人可以引起前庭功能障碍（眩晕等）和听力障碍，而且还会使胎儿受到伤害，极易出现先天性聋哑之症；磺胺类药物也不能用于孕妇。

3. 高血压病

用于高血压病的利舍平如在妊娠期应用可增加胎儿呼吸系统并发症（有些复方降血压药物中含有利舍平）；血管紧张素转换酶抑制剂类降压药物，如卡托普利、依那普利、地那普利、西拉普利、培哚普利等，孕妇均应慎用或禁用。另外，一种常用的减慢心率、降低血压的药物美托洛尔也会对胎儿产生不利影响，故应禁用。

4. 剧烈咳嗽

孕妇不能经常服用镇咳药物，否则会影响胎儿正常发育。氨

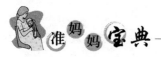

茶碱是治疗哮喘常用的药物，但因可以透过胎盘屏障随乳汁分泌，故孕妇要慎用。

5. 风湿病

最常用的抗风湿药阿司匹林，在怀孕中的前3个月服用可致畸形胎；吲哚美辛（消炎痛）在怀孕最后3个月服用可致胎儿动脉导管闭锁（在生后闭锁），故要禁用；止痛药布洛芬孕妇也须禁用。

6. 糖尿病

患有糖尿病的孕妇禁用格列本脲、美吡哒、格列齐特、诺和龙、二甲双胍这类治疗糖尿病的药物。另外，在服用格列喹酮的过程中，如发现怀孕时应立刻停药。

孕妇用药应选剂型

妇女在妊娠期由于其特定的生理变化，对不同剂型的药物吸收是不一样的。

口服药是孕妇最常使用的剂型。孕期由于消化液的分泌量减少，胃肠蠕动功能的减退，使胃的排空时间延长，大约由正常的50分钟延长到80～120分钟，食物通过小肠的时间自然也延长，导致药物的血药浓度高峰值出现时间推迟，而小肠吸收药物的量却有所增加。

肌肉注射药物较口服吸收快而完全，但孕期由于下肢血液循环减慢，延缓了药物的吸收。

雾化吸入常用于治疗上呼吸道及肺部的疾患。但妊娠期由于心输出量及每分钟呼吸量分别增加40%及50%，所以对喷雾剂的吸收量大大增加。

外用药有滴入、含漱、涂、擦、洗剂，妊娠期由于皮肤、黏膜的血液供应增加，对药物的吸收速度自然也加快，吸收量也会提高。

因此，妊娠期妇女不但要注意慎重选择药物，还应注意给药途径，以减少用药量，又达到满意的治疗效果。

孕妇应远离的中药

许多中药的化学成分十分复杂，多种中药配伍后，相互之间产生的作用差异也较大，可能会危害到胎儿，影响其生长发育。因此，对中药也不能放松警惕，尤其在怀孕的头 3 个月，要慎用各种中药，以免造成畸胎或者导致流产、早产。

那么，哪些中草药孕妇要慎用甚至禁用呢？通过对药物成分的分析和大量的药物实验，证实有以下四类中药对孕妇及胎儿是有伤害的：

1. 大毒大热药物

如生南星、朱砂、雄黄、大戟、附子、商陆、斑蝥、蜈蚣、砒石等本身就是具有一定毒性的药物。雄黄已肯定有致畸作用，孕妇应绝对禁止内服。朱砂含有可渗性汞盐，可在孕妇体内蓄积，导致新生儿小头畸形、耳聋、斜视、智力低下等。

2. 活血化瘀药物

如桃仁、红花、枳实、蒲黄、益母草、当归、三棱、水蛭、虻虫、穿山甲、乳香、没药等，可使孕妇血液循环加快，具有刺激子宫，反射性引起子宫强烈收缩的作用，导致胎儿宫内缺血缺氧，使胎儿发育不良及产生各种畸形，甚至引起流产、早产和死胎。

3. 滑利攻下药物

如滑石、木通、牵牛子、冬葵子、薏苡仁（根）、巴豆、芫

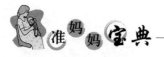

花、甘遂等，多有通气、利尿、下泻的作用，可通过刺激肠道及消化系统兴奋子宫，并引起反射性的收缩，使胎儿着床不稳而引起流产、早产。

4. 芳香走窜药物

如丁香、降香、麝香等，可通过神经系统引起子宫收缩，也容易导致胎儿早产或流产。

还应提醒孕妇的是，有许多具有毒副作用的中草药，常以配方形式出现在中成药之中，因而对含有上述各类药的中成药必须慎用。

孕期可用哪些抗生素

怀孕期是很容易感冒咳嗽的，而且一旦患了感冒，不少人很难一下治愈，此时不得不用一些抗生素。应用得当，常有奇效。

抗生素种类繁多，一般来说，对胎儿较安全的抗生素有青霉素类，如普鲁卡因青霉素、氨苄西林等。另外，还有林可霉素、红霉素、头孢氨苄等。在动物实验中，尚未见这些抗生素对胎仔产生不良影响。有时虽然发现有一些副作用，但这些副作用并未在妊娠3个月的妇女中得到证实，也没有妊娠后6个月的危险证据。所以可放心在这些药物中选用。

不安全的抗生素有庆大霉素、阿米卡星、四环素、米诺环素、土霉素、金霉素等。据研究，前两种对胎仔有致畸作用，后四种对人类胎儿有一定危险，故一般情况下孕妇不宜使用。

孕妇抗过敏能用哪些药

孕妇能否使用抗过敏药物来治疗疾病要具体情况具体分析，

也就是说要考虑使用何种抗过敏药以及使用这种药物的时间。

一般情况下，葡萄糖酸钙对孕妇及胎儿均无不良影响，且对过敏所致的皮肤瘙痒有较好的疗效，可放心使用。而使用抗组胺类药时就要慎重，如西替利嗪等哌嗪类 H_1 受体阻断药，虽然尚未发现对人类有致畸作用，但对实验动物有致畸作用，孕期妇女应尽量避免使用。其他抗组胺药如扑尔敏、非那根等对胎儿无明显影响，可以使用。另外，糖皮质激素如泼尼松、地塞米松虽然具有抗过敏作用，但可增加胎儿畸形的危险性，因此孕妇尤其是妊娠早期应尽量少用，但若只是局部使用治疗过敏性皮肤病，一般对孕妇无不良影响。

孕妇慎用阿司匹林

国外有关研究表明，若孕妇长期服用阿司匹林，对母子均有显著不利影响，对孕妇的影响主要表现为妊娠期贫血，产后出血发生率显著高于不服药的对照组。这是阿司匹林抑制前列腺素的合成，抑制血小板凝血而致出血的缘故。对胎儿的影响一是抑制宫内发育，二是有致畸危险性。动物实验表明，阿司匹林可致胎仔的体重减轻，小剂量阿司匹林还可影响胎仔的智力发育。临床研究亦表明，长期服阿司匹林的孕妇组的新生儿体重明显低于对照组的新生儿，并随剂量的不同，体重减轻程度也随着不同。

日本研究人员指出，孕妇在妊娠后期服用非肠溶型阿司匹林可导致分娩时异常出血或对胎儿的血流产生不良影响。距预产期12 周以内的孕妇应禁服非肠溶型阿司匹林。

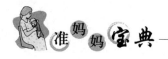
孕期慎服退热药

伦敦皇家学院科研人员的一项研究发现，怀孕晚期妇女如果服用退热净（对乙酰氨基酚，一种解热镇痛药），其出生胎儿患哮喘的可能性是那些未使用过这种药的妇女的 2 倍。

该研究通过对妇女在怀孕期是否服用了解热镇痛药以及其子女患哮喘的情况进行了调查，结果发现，仅有 1% 的妇女称在怀孕期每日或经常服用退热净。在怀孕 20 周和 32 周时，每日或经常服用退热净的妇女，出生的婴儿在幼儿时期患哮喘的可能性是没有用过这种药的孕妇产出的婴儿的 2.1 倍。相反，怀孕早期经常服用退热净与患哮喘风险的增高无关。经常服用阿司匹林的孕妇也会使幼儿在不足 6 月时患哮喘的风险增加。这一研究结果显示，怀孕晚期胎儿如果接触了过量的解热镇痛类药物，可能会引发幼儿早期顽固性哮喘发作，这一结果也支持了幼儿期哮喘在子宫内就已经发生的假说。

孕妇服扑热息痛勿过量

科学家发现，如果母亲在怀孕后期每天或几乎每天都服用扑热息痛，等到孩子长到 3 岁时会发现自己的孩子比其他人更容易得上哮喘。但是，科学家同时指出，相对于阿司匹林而言，扑热息痛仍然是孕期妇女更好的选择，当孕妇发现自己必须服用扑热息痛时可以每周仅吃两次，而且药量不能超过医生处方上规定的剂量，这样就可以将药物对婴儿产生的不良影响减少到最小。

孕妇吃百忧解孩子易得先心病

最近，美国研究发现，在妊娠头 3 个月服百忧解的孕妇，生育的孩子患心脏缺陷的可能性要比普通人高 1.5～2 倍，而未服药者和服用其他抗抑郁药者的新生儿发病率为 1%。因此，美国食品和药物管理局建议，除非找不到替代药物，医生最好不要给准备怀孕者或妊娠 3 个月内的孕妇开百忧解。一直服用这种药物的孕妇，应尽快到医生处咨询，以确定如何继续治疗。

孕妇补钙要有度

专家研究认为，孕妇腿部发生抽筋，事实上并不都是体内缺钙，因为妊娠 6 个月后，庞大的子宫和胎盘就会对盆腔（下腹部）形成压迫，而腿部的血管、神经都源于盆腔，盆腔受压，腿部血脉受阻，自然导致抽筋。当然，在妊娠期间，由于胎儿骨骼的发育和生长，母体自然需要摄入钙。但怀孕 5 个月后，孕妇对钙的需求量一般为 1500 毫克左右，比正常成年妇女增加 750 毫克左右，这种增加量，在日常饮食中略加调剂，是完全可以补充的。如果长期食用钙片，则物极必反，容易导致胎儿死亡或早产。孕妇应接受生育专家的指导，千万不要自己随意长期吃钙片。

甘草会使孕妇早产

芬兰赫尔辛基大学的研究人员发现，中药甘草具有催生作用。

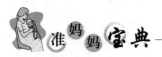

研究人员说，在芬兰，孕妇们喜欢吃一种名叫甘草糖的东西，这引起了他们的关注。于是他们在调查了1000多名孕妇进食甘草糖的情况后意外地发现，进食甘草糖明显使孕妇早产，但对婴儿体重却不会有影响。而且孕妇如在怀孕期进食250克黑甘草糖，便会比其他孕妇早产两天半，最多甚至早产两周。

研究人员说，虽然目前缺乏临床证据支持甘草糖的催生作用，但甘草确实能有效刺激孕妇体内制造前列腺素的荷尔蒙，可使孕妇缩短生产期。

孕妇感冒如何用药

感冒是常见病，孕妇的鼻、咽、气管等呼吸道黏膜肥厚、水肿、充血，抗病能力下降，故易患感冒。

孕期感冒发烧，也不妨选用一些毒副反应较少的中药对症处理。具有清热解毒、抗病毒作用的板蓝板、大青叶、连翘、羌活、金银花等都有较好疗效。中成药银翘解毒丸、复方大青叶注射液、银黄口服液等都可以用。

孕妇感冒五类药不宜用

妊娠后，孕妇体内酶会有一定的改变，对某些药物的代谢过程有一定的影响，药物不易解毒和排泄，可造成蓄积性中毒。特别是在孕早期胎儿器官形成时，药物将对胎儿的发育产生不良影响。因此，感冒最好不吃以下几类药。

1. 抗感冒药

大多是复方制剂，常见的有速效伤风胶囊、感冒通、康泰克、白加黑、康必得、克感康、快克等。这些药大都含抗组胺药，孕期不宜服用，特别是孕 4 周前。抗感冒药主要是对症药物，治标不治本，对孕妇来说不是安全药品，所以专家建议孕妇最好不用抗感冒药。

2. 抗病毒药

这类药可使白细胞下降、血小板减少，对胎儿有不良影响，孕妇不宜使用，若必须使用，则应有医生指导。

3. 抗生素

孕妇感冒如无明确的细菌感染证据，仅有轻度咽痛、发热、咳白痰、流清涕等，可不用抗生素。因为抗生素可通过胎盘作用于胎儿体内，有 20% ~ 40% 的可能性对胎儿构成危害。因此，一定要在医生指导下，选择安全的抗生素。

4. 退热药

感冒伴有高热，多预示病情较重，应及时看医生，不可擅自服用解热镇痛药。消炎痛是孕妇禁忌的退热药，阿司匹林在孕 32 周后也不宜使用。

5. 含碘止咳药

一般来说，用祛痰止咳药属于对症治疗，比较安全，但含碘制剂的止咳药，孕妇不宜使用。

孕期睡眠差忌用催眠药

应用催眠药不能时间太长，否则会产生依赖性及成瘾性。对于妊娠期女性来说，还会使胎儿及出生后的婴儿产生松软婴儿症，表现为肌张力下降、低体温、呼吸困难、吸吮困难等。这些症状将易致胎儿宫内窘迫、发育受阻，还可能引起出生后婴儿硬肿症、呼吸道感染，十分危险。

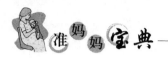

孕妇禁用安定

孕妇口服安定后，药物能通过胎盘进入胎儿并分布于骨骼、脑等组织。尤其是怀孕初期3个月为胎儿各器官开始形成期，此时服药易致胎儿先天性畸形。

妇女分娩时服用安定后，因安定在胎儿肝脏及小肠内不能代谢，会影响新生儿的体温调节并延长生理黄疸期，甚至可引起高胆红素血症。哺乳妇女口服安定后喂奶，因安定及其代谢产物去甲羟安定均能影响新生儿，引起婴儿昏睡及体重减轻，甚至并发新生儿黄疸。

孕妇服人参有讲究

在怀孕初期，由于母体各系统因怀孕而发生了相应的变化，机体抵抗力下降，容易发生呼吸系统、泌尿系统感染等，体质虚弱者更是如此。此时，适当地进补一些人参，可提高孕妇的自身免疫力。妊娠晚期，孕妇血浆纤维蛋白原和球蛋白含量增高，血液黏稠度增加，血液处于高凝状态。而人参可明显地增加血瘀状态下细胞膜的流动性，对血液循环有明显的改善作用，同时能增强心肌收缩力，对胎儿宫内正常发育可起到一定的作用。因此，在妊娠晚期孕妇应该服用一些人参。但是在临近预产期和分娩时，孕妇则不宜服用人参，因人参有抗凝作用，服用人参会增加孕妇产后出血的几率，对于其他人参制剂也应慎服。

在服用人参的品种上，孕妇在不同时期也应该有所不同。在怀孕早期主张服用红参，体质偏热者可服用生晒参；怀孕中晚期如果水肿明显，动则气短，则以服红参为宜，体质偏热者可服西洋参。

总之，在什么时候服用何种人参最好在医生的指导下选择，千万不要以为只要是人参就行了。另外，在服用人参时，如出现失眠、胸闷、憋气、腹胀、玫瑰疹、瘙痒和鼻出血等症状时，表明已患上了服用人参过度综合征，应立即停服，以免引起更为严重的后果。

孕妇慎用芦荟

由于芦荟在体内分解后产生的大黄素对肠黏膜有较强的刺激作用，所以如果一次服用芦荟过多，就有可能引起消化道不良反应，如恶心呕吐、腹痛腹泻甚至出现便血，严重者还可能引起肾脏功能损伤。芦荟还能使女性骨盆内脏器充血，促进子宫的运动，孕妇或女性月经期间服用容易引起腹痛、出血量增多甚至导致流产。

孕妇慎用痔疮膏

得了痔疮的孕妇不要随便使用痔疮膏，否则，遭殃的将是腹中的胎儿。因为有些痔疮膏中的麝香具有活血散结、止痛和催生下胎的作用，药理研究表明麝香对子宫有明显的兴奋作用，孕妇使用后容易发生流产或早产。

妊娠期应慎用的外用药

有关研究表明，妊娠期应慎用外用药，因为一些外用药能通过皮肤吸收进入血液，损害胎儿健康。应慎用的外用药有：

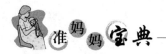

1. 杀癣净

其成分是克霉唑，多用于皮肤真菌感染，如体癣、股癣、手足癣等。动物实验发现它对胚胎有致毒作用。

2. 皮质类固醇激素

如皮炎平、地塞米松软膏，常用于治疗皮炎、荨麻疹、湿疹、药疹等。但孕妇大面积或长期外用，可造成婴儿肾上腺皮质功能减退。

3. 百多邦软膏

为外用抗生素，常用于皮肤感染。但此药中的聚乙二醇会被全身吸收且蓄积，可能引起一系列不良反应。

4. 阿昔洛韦软膏

属外用抗病毒药。这类药物一般是抑制病毒 DNA 的复制，但同时对人体细胞的 DNA 聚合酶也有抑制作用，从而影响人体 DNA 的复制。

孕妇不宜使用风油精

风油精所含的樟脑成分进入人体后，一般正常人体内的葡萄糖磷酸脱氢酶会很快地与之结合，使之变成无毒物质，然后随小便一起排出体外，所以不会发生不良反应。然而由于生理上的变化，孕妇体的葡萄糖磷酸脱氢酶的含量降低，怀孕 3 个月内若过多地使用风油精，樟脑就会通过胎盘屏障进入羊膜腔内作用于胎儿，严重时可导致胎儿死亡，引起流产。

孕妇用错了药怎么办

一些孕妇常常遇到这样的问题：在不知已经怀孕的情况下服

用了某药物，要不要紧？怀孕后由于生病使用了有损胎儿的药物，对胎儿有什么样的影响？应该继续妊娠还是中止妊娠？

由于胎盘屏障的影响，可以阻止某些有害大分子药物进入胎儿血液循环。因此，药物对胎儿的实际致畸作用及潜在影响，是难以估计和预料的。

一种大概预测方法就是不要完全从药物的药理作用及作用机制出发，而应从服药时间及有关症状来加以考虑。

一般而言，服药时间发生在停经3周以内，称为安全期。此时囊胚细胞数量较少，一旦受有害药物的影响，细胞损伤则难以修复，不可避免地造成自然流产，不必为畸形儿担忧。若无任何流产现象，一般表示药物未对其造成影响，可以继续妊娠。

孕3~8周内称高敏期，是胚体的主要器官分化发育时期。此时胚胎对于药的影响最为敏感，致畸药物可产生致畸作用，但不一定引起自然流产。此时应根据药物毒副作用的大小及有关症状加以判断，若出现与此有关的阴道出血，不宜盲目保胎，应考虑终止妊娠。

继续妊娠者应在妊娠中晚期做羊水、B超扫描或胎儿镜检查，若是无脑儿、脊柱裂等畸形儿，应予引产；若是染色体异常或先天性代谢异常，应视病情轻重及预后，或及早终止妊娠，或给予宫内治疗。

孕4~5个月以上称低敏期。此时各脏器基本已经发育，对药物的影响敏感性较低，用药后不常出现明显畸形，但可出现程度不一的发育异常或局限性损害。

孕妇要早补维生素

维生素对维持人体正常的生理功能有着极其重要的作用。女

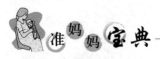

性在怀孕后，对维生素的需要量也相应增加，为了保证胎儿的正常发育，需通过食物或复合维生素制剂来补充。

维生素A可以帮助细胞分化，对眼睛、皮肤、牙齿、黏膜的发育是不可缺少的，但是摄取过量也会导致唇腭裂、先天性心脏病等缺陷。一般市面上卖的复合维生素，其维生素A含量过高，孕妇并不适合服用，孕妇应购买孕妇专用的复合维生素。

在孕早期，B族维生素不仅可以起到防止胎儿畸形、先天性心脏病的作用，还能营养神经、抑制恶心和呕吐反应。妊娠早期，孕吐严重到不能进食的孕妇尤其应该注意补充。有些B族维生素（如维生素 B_{12}）只存在于动物性食品中，所以如果是连蛋、奶都不吃的素食者，就必须服用营养片剂了。

需要注意的是，有些脂溶性维生素（如维生素A、D、E、K等）吸收后可在体内贮存，所以不宜过量补充，否则易导致蓄积中毒。

常服避孕药的女性须补充维生素

众所周知，药物避孕效果确实可靠，使用安全、方便，是目前最受妇女们青睐的一种避孕方法。但是不可忽视，避孕药也存在着一定的副作用，容易引起贫血症。人体内叶酸的减少会造成贫血，通常体内所需要的叶酸，大多数是从饮食中摄取的。但是饮食中的叶酸是以多聚谷氨酸盐的形式存在，不易为人体所吸收，必须经过酸的作用，变为单谷氨酸酯才能被人体吸收。这个酶被称作去连接酶。如果长期口服避孕药，就会影响去连接酶的活性，引起体内叶酸缺乏而出现贫血症状。而服用维生素 B_6、B_{12}、C等，对防治贫血是有作用的。所以长期口服避孕药的妇女，应在医生的指导下适当补充维生素。

孕妇不宜过量补充维生素

有不少妊娠期妇女总认为在孕期各种维生素的需要量一定数倍于平时，于是就盲目大量补充。殊不知，维生素和其他营养物质一样，过量也会对人体有害，甚至发生中毒。这样不仅无益于自己，也害了腹中的宝宝。

经常听说孕妇要补充维生素 C，原因是如果在孕期缺乏可能引起坏血病，补充维生素 C 还能预防感冒和促进孕妇感冒后的康复，增加铁的吸收等。但是，现代科学已经逐渐发现大量维生素 C 可能带来的不利影响。首先大量维生素 C 在体内经代谢后可以变成硝酸，这是肾结石形成的因素之一。大量摄入维生素 C 还可能破坏维生素 B_{12} 的代谢，从而引发另一种贫血。如果长期每天服用 1 克以上的维生素 C，形成习惯，一旦终止就可能产生维生素 C 缺乏症，引起坏血病以及出现容易兴奋、哭闹不安、眼球震颤甚至反复惊厥等症状。因此，维生素 C 的最好来源仍是新鲜蔬菜、水果。此外可以在医生的指导下，每天补充少量的维生素 C，满足孕期需要就可以了。

如果孕妇服用维生素 B_6 的剂量高于正常需要量的 100 倍，就有可能发生感觉中枢的神经痛，还可使胎儿发生肢体缩短的畸形。

孕妇超量服用维生素 A 的危险性就更大了，不仅可引起流产，而且还可能发生胎儿神经和心血管缺损及面部畸形。一般健康人每日维生素 A 的需要量为 4200～5600 国际单位，而孕妇的每日维生素 A 的最高需要量为 7500 国际单位。除非已确诊孕妇确实患有维生素 A 缺乏症，才给予补充维生素 A。

目前市售的很多复合维生素产品标签都很简单，所以，孕妇

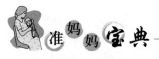

并不清楚大量服用复合维生素的危害。一项调查发现，大多数复合维生素产品都含有维生素 A，如果过量服用这种维生素，也可能导致胎儿畸形。所以，孕妇选择这些产品时应慎重，切勿滥服。确实要服用的话也最好在医生的指导下进行。

孕妇只吃精粮婴儿易患脚气

谷类食物是我国大多数地区居民膳食维生素 B_1 的主要来源。市面上的精米、精面在加工时都去掉了大量的米皮，而维生素 B_1 恰恰在这些部分含量最多。另外，米淘洗过多，习惯吃捞饭（不喝米汤），蔬菜切后浸泡过久，在食物中加碱烧煮等，均可造成维生素 B_1 的大量损失。

维生素 B_1 能构成辅酶，参与人体的正常代谢，抑制乙酰胆碱的活性，促进胃肠蠕动，它还能作用于神经组织，所以，它又被称为"抗脚气病因子"或"抗神经炎因子"。

因此，如果孕妇只吃精粮，很容易使婴儿由于缺乏维生素 B_1 引起的脚气病。

婴儿脚气病多发生于出生数月的婴儿。病情急，发病突然，误诊可造成患儿死亡。发病时，患儿面色苍白，急躁，哭闹不安，常被家长忽视。随后，患儿出现食欲不振、呕吐、兴奋、腹痛、便秘、水肿、心跳快、呼吸急促及困难，严重时出现嗜睡、呆视、眼睑下垂、声音微弱、惊厥等。当咽喉发生水肿时，婴儿失声，形成独特的喉鸣，这是婴儿维生素 B_1 缺乏病特有的哭声。患儿晚期可发生紫绀、心力衰竭、肺水肿及肝淤血，严重者可出现颅内高压，可导致强直痉挛、昏迷而死亡。

婴儿脚气病的发病症状从开始至死亡往往只有一两天，治疗及时可使患儿迅速好转，若延误治疗，病死率较高。所以，当婴儿有上述症状时，一定要及时去医院治疗。

孕妇叶酸不可少

专家指出，在妇女计划怀孕及怀孕的整个阶段，摄取足够的叶酸可以在一定程度上减少胎儿神经管畸形的发生，如无脑儿或脊柱裂等。一旦叶酸缺乏还可导致胎儿兔唇、腭裂和先天性心脏病等。

叶酸为维生素 B 族中的一员，它在体内转变后，参与人体新陈代谢的全过程，是合成 DNA 的所需维生素之一。它具有促进红细胞、血红蛋白和免疫球蛋白生成的功效，还可保护肝脏并具有解毒等作用。

但它的性质极不稳定，容易被光及热分解破坏。所以当摄入的食物中缺乏叶酸或体内叶酸需求量增加时，很容易导致叶酸缺乏，产生巨幼细胞贫血。

胎儿在母体生长发育的时期，孕妇适量补充叶酸尤其重要。虽然叶酸在某些食物中含量丰富，但由于叶酸属水溶性，烹调后容易流失，因此，仅通过正常的饮食并不能满足计划怀孕及怀孕女性对叶酸的需求。

孕妇如何补充叶酸

各种绿色蔬菜（如菠菜、生菜、芦笋、小白菜、花椰菜等）、动物肝脏、豆类、水果（香蕉、草莓、橙子等）、奶制品等都富含叶酸。除了在这些天然食物中摄取之外，孕妇还需要服用一些补剂。

怀孕前 1 个月到怀孕后 3 个月期间，每天服用 0.4 毫克的叶

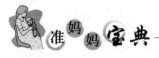

酸补充。怀孕前就要服用的目的是使妇女体内的叶酸维持在一个较高的水平，以保证胚胎早期较好地吸收。

但长期大剂量服用叶酸片对孕妇和胎儿也会产生不良的影响。一般认为，每日最大补充量不能超过 1 毫克。因此服用叶酸时应在医生指导下进行。

孕妇缺钙的危害

孕妇缺钙会引起自身腰腿痛、小腿抽筋、下肢浮肿、关节痛、腰背酸痛、倦怠乏力、产后乳汁不足，严重时可引发高血压、难产、骨质疏松、骨软化症、骨盆畸形、牙齿松动等疾病。同时，还会影响胎儿的正常发育，甚至会引起婴儿佝偻病，骨骼畸形，出牙迟缓，免疫功能低于正常婴儿，体弱多病，易患肺炎、腹泻、抽搐等。因此，孕妇补足钙对于保证母婴健康至关重要。

孕妇缺铁危害多

铁缺乏是妇女怀孕期间最为常见的营养缺乏问题，重度铁缺乏时造成的缺铁性贫血严重威胁着孕妇和胎儿的健康。

孕妇贫血极易导致早产及新生儿出生时体重过低。孕妇铁缺乏可使胎儿体内的铁贮存量明显减少。母体贫血还可以直接导致胎儿肝脏贮存的铁的量不足，使婴儿时期容易发生贫血，影响孩子的健康生长和发育。更为严重的是，患贫血的孕妇发生死胎的几率明显增高。孕妇体内铁贮存量不足，对婴儿的生长及脑细胞的发育以及婴儿的智力发育影响很大。

因此，孕期妇女应多吃含铁丰富的食品，如黑木耳、西红柿、大枣、芹菜、海带、豌豆苗、黄豆、绿豆、小米、雪里红、樱桃、黑芝麻等。动物肝脏、蛋黄中的铁含量甚高，也可适量选食。

但是，妊娠后半期所需要的铁的数量非常不容易由日常膳食来满足，因此孕妇缺铁的危险性非常高。所以，一旦发现贫血，就要及时补铁。这时，可服用一些铁剂，用量可以参照贫血患者。

孕妇补铁超标易生早产儿

妊娠期女性容易缺铁，为了预防或纠正孕期的贫血和缺铁，一般推荐孕妇每日补充60～120毫克的铁。但近期由奥克兰儿童医院研究协会等机构合作的一项研究显示，这一补铁推荐量对于无贫血的孕妇而言过高了。铁剂过量，会引发分娩并发症、早产和生产低体重儿等问题。研究人员指出，在他们的研究中，有27%妊娠期过度补铁的孕妇到妊娠中期出现了血红蛋白过高的现象，这些孕妇生早产儿或低体重儿的风险会增加4倍左右。相反，在每周补铁的孕妇中，只有7%的人发生血红蛋白过高，因此不贫血的孕妇最好将每日补铁的习惯改为每周补铁。

孕期补铁多孩子行为怪

为了预防妊娠贫血，孕期必须吃足量的含铁食品。不过，铁元素并非多多益善。实验表明，那些每天补充20毫克铁的孕妇所生的孩子，行为反常者的比例远高于没有补铁的妇女所生的孩子。这些反常行为包括窥视、极度活跃等。过量补铁甚至会导致稀有遗传病——青铜色糖尿病或地中海贫血。

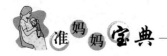

孕妇缺铜需补充

研究证实，女性体内铜元素不足会妨碍卵子和受精卵的运动，从而导致不孕；妊娠女性体内缺铜会降低胎膜的韧性和弹性，容易造成胎膜早破，导致流产或早产。

缺铜会影响大脑中一些酶的活性，所以女性体内缺铜还会影响胎儿的正常发育，可能造成胎儿畸形或先天性发育不良。

从妊娠第 200 天到分娩，胎儿对铜的需求量会增加 4 倍左右。由于铜在人体内不能存储，所以最好每天摄取，特别是孕妇和哺乳期的女性。

从天然食物中补充铜元素是安全而有效的，铜元素的最佳来源是牡蛎等海产品及动物肝脏，另外，含铜元素较高的食物还有粗粮、坚果、瓜子、大豆、芝麻、葡萄干、扁豆、豌豆、麸皮等。

孕妇缺锌影响胎儿骨骼发育

秘鲁的一项研究发现，补锌孕妇的胎儿大腿骨发育速度更快。随着妊娠期的延长，胎儿大腿骨发育的差异就越明显。

锌是人体必需的微量元素，虽然在人体中的含量很少，只有 1.4～2.3 克，但其功用非常重要。婴幼儿缺锌不仅会导致生长发育的停滞，而且会影响婴幼儿智力的发育。若在胎儿和乳儿期缺锌，还会造成孩子智力发育障碍。若母体在孕期缺锌，其所生的婴儿就会出现畸形，并出现神经系统功能的改变。

孕妇缺锌会难产

科研人员认为，锌是一种人体必需的微量元素，是人体新陈代谢中200余种酶的激活因子。产妇分娩时主要靠子宫的收缩，而子宫平滑肌细胞内ATP酶的活性，取决于产妇血锌的水平。锌缺乏可降低子宫的收缩能力，增加产妇的痛苦和出血量。产后人体新陈代谢加快，对锌的消耗也随之增加，如果产妇体内锌缺乏，就会降低机体免疫力，容易发生产后并发症。

补锌的最佳途径是食补。孕产妇可适量多吃些牡蛎、紫菜、虾皮、牛肉、猪肉、羊肉、动物肝脏、蛋黄、豆类、芝麻酱、花生、核桃、苹果等食物。严重缺锌者可在医生指导下，服用葡萄糖酸锌或硫酸锌制剂。

孕妇要注意补碘

碘是人体生长发育不可缺少的微量元素，成人每天需摄入碘100～200微克，主要用以合成人体新陈代谢、生长发育所必需的物质——甲状腺激素。如果每日摄碘量满足不了人体生理需要，就要得缺碘性疾病。生活在缺碘环境中的妇女怀孕后，由于胎儿生长发育也需要碘，若不及时补给碘，胎儿需碘量得不到满足就会引起流产、死胎及婴儿死亡，也会影响胎儿的脑神经系统和骨骼系统的正常发育，出生的孩子可能出现以聋、哑、呆、傻为主要表现的克汀病（即通常所说的"傻孩子"）。碘油含碘量较多，怀孕前口服碘油就可满足母体和胎儿的需要，这样既可防止"傻孩子"的出现，还可以提高孩子的智力水平。